Ursula Kriesten
Heinz-Peter Wolf

Übungshandbuch zur Pflegeplanung

- Anhand von Fallbeispielen -

BAND 1

- Internistischer Pflegebereich
- Psychiatrischer Pflegebereich
- Neurologischer Pflegebereich

3. überarbeitete Auflage

Brigitte Kunz Verlag
Postfach 2147, 58021 Hagen

Autorenteam

Ursula Kriesten
Wiehl

Heinz-Peter Wolf
Engelskirchen

Die Namen der Personen und die Situationen, die in den Fallbeispielen genannt sind, sind frei erfunden. Ähnlichkeiten mit realen Personen und Lebenssituationen sind rein zufällig.

Geschützte Warennamen (Warenzeichen) sind nicht besonders gekennzeichnet. Aus dem Fehlen eines solchen Hinweises kann nicht abgeleitet werden, daß es sich um einen freien Warennamen (Warenzeichen) handelt.

1. Auflage 1992

2. überarbeitete Auflage 1993

3. überarbeitete Auflage 1995

Satz: Kunz Verlag, Hagen
Druck: Domröse und Kreiß, Hagen

ISBN 3-89495-038-2

Inhaltsverzeichnis

Seite

Arbeitseinheiten :

Pflege der Patientin / des Patienten ...

Umgang und Handhabung mit dem vorliegenden Übungshandbuch

Mit dem vorliegenden Übungshandbuch zur Pflegeplanung haben Sie die Möglichkeit, an verschiedenen Fallbeispielen Patientensituationen umfassend zu analysieren und in eine Pflegeplanung umzusetzen.
Sie werden durch die offene Aufgabenstellung das Fallbeispiel nicht ausschließlich krankheitsbildorientiert sehen, sondern die Patientensituation umfassend in der Lernsituation erleben.

Wichtiger Hinweis!

In dem Fallbeispiel 01. "Pflege des Patienten Nikolaus Mey, Pflegeschwerpunkt: Diabetes mellitus" wird in diesem Buch ausschließlich an dieser Stelle anhand von Ideenbeispielen aufgezeigt, wie die Informationserhebung anhand der ATL geschehen kann. Hier werden verschiedene Fragemöglichkeiten demonstriert, die später in den anderen Fallbeispielen jeweils dem Patienten / der Patientin individuell angepaßt werden müssen. Dementsprechend können die Fragen modifiziert und erweitert werden.

Unter jedem Fallbeispiel kann anhand folgender Kriterien die aktuelle Situation des Patienten analysiert werden:

- Psychosoziale Situation
- Krankenbeobachtung
- Spezielle Pflege
- Gesundheitserziehung

- Welche Informationen fehlen mir?

Nach jedem Fallbeispiel ist auf den folgenden Seiten zunächst die Analyse anhand der fünf Kriterien auf einem Formblatt möglich, und Lösungen sind hierzu im Anschluß zu finden. Im folgenden ist ein Formularsatz "Pflegedokumentation" bestehend aus "Stammblatt" und "Pflegeplanung" angefügt, der von Ihnen selbständig ausgearbeitet werden kann / soll.

Eine beispielhafte Aufführung der Pflegeprobleme, unterteilt in:

- Offensichtliche Pflegeprobleme
- Mögliche Pflegeprobleme
- Ressourcen

befindet sich im Anschluß daran.

Anhand einiger Pflegeprobleme wird exemplarisch eine mögliche Pflegeplanung vorgestellt:

- Probleme / Ressourcen
- Pflegeziele
- Maßnahmen

In der Summe der analysierten und entwickelten Maßnahmen ist die Vermittlung der Pflegetätigkeiten möglich. Der darauf folgende Pflegebericht kann die bisher erstellte Pflegeplanung erweitern und eine vertiefte Fortsetzung dieses Prozesses verdeutlichen.

Diese Auflistung von Informationen, Fakten und Daten ist lediglich als Vorschlag zu betrachten und erhebt keinen Anspruch auf Vollständigkeit.

Wir sehen das Übungshandbuch neben der Möglichkeit der Gestaltung des Unterrichts im zweiten und dritten Ausbildungsjahr auch als Nachschlagewerk zur Vorbereitung auf die Prüfung mittels Fallbeispielen. Ebenso ist die Durchführung der mündlichen Prüfung in der von uns vorgeschlagenen Form möglich. Die vorgeschlagene Analyse dient dann als möglicher Lösungsvorschlag.

Aspekte zur Pflegeplanung

Pflegeplanung - handelt es sich hier um Vorstellungen irgendwelcher Theoretiker, um ein neues restriktives Druckmittel von Vorgesetzten oder gar um eine nicht erfüllbare sinnlose Metapher?

Zahlreiche Vorwürfe ähnlicher Art und unerfreuliche Erfahrungen sind sicher weitläufig bekannt. Jedoch ist es gleichzeitig schön mit anzusehen, wie Krankenpflegeschülerinnen und Krankenpflegeschüler mit Eingang in die Ausbildung vorbehaltlos diesem "Quatsch aus Amerika" entgegentreten und die Anwendung des Pflegeprozesses als leichtverständlich, ja sogar logisch aufnehmen, verarbeiten und umsetzen.

Wir möchten hier ein Stück Mut machen!

Ein Versuch lohnt sich, auch mit traditioneller Ausbildung, die Pflege über das Prozeßdenken neu oder anders zu erfahren.

Anhand der "***Aktivitäten des täglichen Lebens***" - hinein in den in sich schlüssigen Regelkreislauf:

- Sammeln von Informationen

- Definition des Problems und Einschätzen der Ressourcen

- Festlegen der Pflegeziele

- Planung der Pflege

- Durchführung der Pflege

- Beurteilung der Pflege (Modifikation bzw. Neuformulierung)

Der **Krankenpflegeprozeß** kann als Regelkreislauf dargestellt werden und sollte als solcher verstanden sein. Gelingt es, sich auf das Denken im Pflegeprozeß - Beziehungsprozeß - einzulassen, so ermöglichen sich dem Patienten Chancen, daß seine Bedürfnisse problemorientiert (problemlösend) erkannt und / oder befriedigt werden.

Informationen zum Stammblatt

Das sogenannte "**Stammblatt**", die Informationserhebung, enthält individuelle und generelle Daten des Patienten. Um einen patientenorientierten, persönlichen und situationsgerechten Pflegeplan aufstellen zu können, ist es wichtig eine exakte Informationserhebung zu betreiben.

Das Stammblatt ist als "**Schnellübersicht**" und "**Informationsquelle**" der Patientensituation gedacht. Hier sollen die Informationen kurz, präzise und stichwortartig aufgeführt werden. Informationen, die in den Fallbeispielen nicht genannt sind, führen zur Beantwortung der letzten Frage unter den Fallbeispielen "Welche Informationen fehlen mir noch?". Also stellt das Stammblatt mit den aufgeführten Kriterien eine analytische Hilfe dar.

Dieses Formblatt dient nicht dazu, in die Praxis umgesetzt zu werden, sondern dazu, Pflegeplanung und den Umgang mit Pflegeplanungsformularen im sanktionsfreien Raum bzw. im schulischen Bereich zu üben.

<u>Das Stammblatt enthält fünf Blöcke mit unterschiedlichen Schwerpunkten:</u>

- Adressenfeld

- Diagnose-, Krankenhauserfahrungsfeld

- Aufnahmegesprächsfeld / Aufnahmeinformationsfeld

- Feld der Aktivitäten des täglichen Lebens

- Feld für besondere Wünsche / Belastungen

Im **Adressenfeld** sind die persönlichen Daten wie Name, Vorname, Straße, Wohnort, Telefonnummer und Beruf einzutragen.

Im Feld **Diagnose / Krankenhauserfahrung** kann / können die Einweisungsdiagnose(n) eingetragen werden. Später, vorausgesetzt die Diagnose ändert sich, kann die aktuelle Diagnose nachgetragen werden.
Das Feld Krankenhauserfahrung ist unter Umständen für die Einschätzung von Verhaltensweisen des Patienten und zur Einschätzung des allgemeinen körperlichen Zustandes wichtig. Hier können auch frühere Erkrankungen, die krankenhausbehandlungsbedürftig waren, aufgeführt werden.

Im Feld **Aufnahmegespräch / Aufnahmeinformationen** sind alle Informationen, die zur Aufnahme geführt haben, die der Patient oder / und die Angehörigen bei der Aufnahme geben und die von uns im Aufnahmegespräch erfragt wurden, aufzuführen.

Im Feld **Aktivitäten des täglichen Lebens** "**ATL**" sind zwölf Aktivitäten genannt. Die "ATL" haben ihre Grundlage in der Maslow'schen Bedürfnishierarchie. Sie bieten die Möglichkeit, die Patientensituation im Krankenhaus umfassend und personenorientiert zu sehen, soweit die Institution es zuläßt.

Da das Krankenpflegelehrbuch von Schwester Liliane Juchli im deutschsprachigen Raum als Standardwerk anzusehen ist, haben wir diese Möglichkeit gewählt.

Die "ATL" bieten in Kurzform eine analytische Hilfe für die Bearbeitung der Fallbeispiele und zur Erstellung der Stammblätter.

Aktivitäten des täglichen Lebens nach Juchli

- Wach sein und schlafen
- Sich bewegen
- Sich waschen und kleiden
- Essen und trinken
- Ausscheiden
- Körpertemperatur regulieren
- Atmen
- Sich sicher fühlen und verhalten
- Raum und Zeit gestalten - arbeiten und spielen
- Kommunizieren
- Kind, Frau, Mann sein
- Sinn finden im Werden, Sein, Vergehen

Die Grundlage der Arbeit mit den "ATL" ist jeweils der Patient in der aktuellen Situation, sein Leben und was er davon durch seinen Krankenhausaufenthalt offenbart.

Im Feld **Besondere Wünsche / Besondere Belastungen** können "Besonderheiten" herausgestellt werden, so daß sie jedem, der mit dem Stammblatt arbeitet, sofort offensichtlich werden.

Dies, und vor allem die Erstellung von Situationsanalysen, soll anhand der vorliegenden Fallbeispiele eingeübt werden.

Der Patient soll anhand seiner "Aktivitäten des täglichen Lebens" erkannt werden, um so später die nötige Pflegerelevanz erfassen zu können.

Eine spezielle Vertiefung erfolgt, indem die besonderen Wünsche und die besonderen Belastungen im Einzelfall evtl. beschrieben werden können.

Nicht jeder Patient / jedes Fallbeispiel bietet gleich viele Daten!

Schon hier, wie auch später sollte verdeutlicht werden, daß die Qualität und nicht die Quantität der Aussagen entscheidend ist.

Ein wesentlicher Schwerpunkt soll darauf gelegt werden, daß die Erhebungen für die Pflege wichtig sein sollen und nicht etwa für die Medizin.

Informationen zur Pflegeplanung

Der Planungsteil soll Auskunft geben über den Zustand des Patienten, seine Bedürfnisse und die Art unserer Tätigkeit sowie deren Umfang.
Die Situation wird deutlich, indem der Pflegebedarf anhand der bestehenden Pflegeprobleme und der Einbeziehung der möglichen Ressourcen aufgezeigt wird.

Während in der Praxis der Patient selbst ganz entscheidend bei der Festlegung bzw. Bestimmung der **Pflegeprobleme** beteiligt sein soll (er selbst entscheidet, was er will und was nicht...), übernehmen Sie diese Arbeit anhand der Fallbeispiele fiktiv und nach fallspezifischer Analyse.

Im Bereich der **Ressourcen** sollen die Fallbeispiele sorgfältig nach Informationen durchgearbeitet werden. Wie auch das eigene Leben zeigt, sind die Ressourcen oft die einzige Möglichkeit, um ein Gesundheitsproblem zu bewältigen.

Die sich anschließenden **Zielformulierungen** sollen die jeweilige Zukunftsperspektive verdeutlichen, wobei Ziele jeweils *realistisch, überprüfbar* und *erreichbar* sein müssen.
Anhand des Datums kann überprüft werden, ob ein Ziel erreicht ist oder gegebenenfalls eine neue Zielformulierung nötig ist, bzw. eine neue Problemformulierung.

Es ist pädagogisch sinnvoll, bei der Zielformulierung gerade im Stadium der Erprobung keinen akribischen Wert auf Formulierungen zu legen.
Die Praxis zeigt, daß Personen, die sich mit Pflegeplanung beschäftigen, gerade zu Beginn bei der Zielformulierung Probleme haben, und eine rigide Vorgehensweise würde hier nur einschränkend und blockierend wirken und das Konfliktfeld verschieben. Man unterhält sich nur noch über Formulierungen und der eigentliche Pflegeplanungsgedanke verschwindet hinter Formalitäten!
Die danach folgende Beschreibung der Pflegemaßnahmen konkretisiert und dokumentiert die eigentlichen Tätigkeiten.
Die Planung der eigentlichen Pflege soll deutlich machen, mit welchen Maßnahmen das Ziel erreicht werden kann.
Die Formulierung soll knapp und präzise sein. Hilfreich ist hier das Vorgehen mit den sogenannten **W - Fragen**:

Was? Womit? Wie? Wieviel? Wie oft? Wer?

Hier wiederum bewährt es sich, von Anfang an auf konkrete Beschreibungen zu bestehen. Dies erleichtert die Erstellung von weiteren Planungsentwürfen sehr.

In dem beispielhaften Vorschlag zur Pflegeplanung "**Beispiele zur Pflegeplanung**" werden offensichtliche und mögliche Pflegeprobleme unterschieden. Während die offensichtlichen Pflegeprobleme aus dem Fallbeispiel unmittelbar erkennbar sind, beinhalten die möglichen Pflegeprobleme alle übrigen zunächst hypothetischen und im Ansatz erkennbaren Pflegerelevanzen.

Eine weitere Differenzierung der **Pflegeproblemformulierungen** in individuelle, generelle, potentielle, aktuelle, verdeckte, usw. bewährt sich in der schulischen Anwendung nicht. Sie vertheoretisiert vielmehr und hemmt die Spontanität derjenigen, die mit der Pflegeplanung arbeiten.

Aus der Sammlung der offensichtlichen und möglichen Pflegeprobleme werden beispielhaft drei ausgewählt, durch **Zielformulierungen** und entsprechende Maßnahmen ergänzt und somit in eine Planung umgesetzt.
Hier bietet sich eine weitere Übungsphase zu anderen Pflegeproblemen an.

Zum Ende einer jeden Übungseinheit ist ein Pflegebericht vorhanden, der die bisher erstellte **Pflegeplanung** und das Fallbeispiel exemplarisch erweitert.

Dadurch wird die Dynamik des Pflegeprozesses deutlich!

Didaktische und methodische Hinweise

Die beschriebenen Fallbeispiele sind bewußt mehr oder weniger lebensnah geschildert. Sie haben keinen streng strukturierten Aufbau und keine direkte analytische Transparenz.

Vielmehr soll versucht werden, aus den primär diffus wirkenden Geschichten pflegerelevante Informationen herauszuziehen, so daß die Möglichkeit entsteht, aus komplexen Zusammenhängen strukturell sinnvolle Planungen erstellen zu können.

Wie der Unterrichtsalltag zeigt, erheben die Schülerinnen und Schüler oft die Kritik, an vorliegenden Fallbeispielen nicht arbeiten zu können, weil ihnen weitere wesentliche Informationen fehlen.
Dieser Kritikpunkt ist im eigentlichen Sinne ein wichtiger Schlüsselpunkt in der Arbeit mit Fallbeispielen.

Zeigen Sie in diesem Punkt Mut, greifen Sie diese Kontroverse auf und betrachten Sie die Kritik als wichtigen Schritt zur Erfassung der Komplexität der Pflege in der Praxis!

Machen Sie ferner deutlich, daß es nie das perfekte Fallbeispiel geben wird, weil es nie den perfekten Patienten, die perfekte Person und die perfekte Situation im Alltag geben wird.

Also: keine Scheu vor der Ergänzung der Fallbeispiele!
Erarbeiten Sie eine ausführliche Auflistung der noch fehlenden Daten.

Dies kann sowohl bei der Erarbeitung der Pflegeplanung als auch bei der Bearbeitung der fünf angeführten Kriterien (Psychosoziale Situation, Krankenbeobachtung, Spezielle Pflege, Gesundheitserziehung, welche Informationen fehlen mir?) geschehen.

Wir empfehlen die Erstellung der Pflegeplanungen jeweils nach der Bearbeitung dieser fünf Kriterien und vor der Durchsicht der Auflösungen.
Alternativ könnte der analytische Schritt auch in Kleingruppen erfolgen, indem mit oder ohne Kriterien die Situation transparent wird.

Nur so entstehen vorbehaltlose Pflegeplanungsideen und -strukturen!

Nur so entwickeln Sie ein eigenes Gespür und eine Sicherheit in dieser Arbeit der analytischen Pflegeplanerstellung anhand von Fallbeispielen, deren Ergebnisse sich positiv auf den Praxisalltag auswirken!

Die Bearbeitung der Fallbeispiele anhand der fünf Kriterien soll gesondert und losgelöst von dem eigentlichen Planungsgeschehen durchgeführt werden. Es dient zum einen als Lösungsinformation für den Dozenten oder bietet sich andererseits zur Vorbereitung und Durchführung von Prüfungen und / oder Krankenpflegeexamen an.

Unter den jeweiligen Erarbeitungsschritten finden Sie gezielte Arbeitshinweise, die einen weiteren möglichen Arbeitsablauf vorschlagen.

Andere strukturelle Vorgehensweisen sind hier nur zu begrüßen und zur Erprobung zu empfehlen.

Fallbeispiel 01

Pflege des Patienten Nikolaus Mey

Pflegeschwerpunkt: Diabetes mellitus

Fallbeispiel

Herr Nikolaus Mey, 63 Jahre alt, wurde vor drei Tagen in die Innere Abteilung unseres Krankenhauses eingeliefert. Herr Mey ist seit 23 Jahren Diabetiker.

Er spritzte regelmäßig laut Verordnung durch den Hausarzt, morgens 20 IE und abends 12 IE Depot-Insulin. Alle 4 Wochen ging er zu seinem Hausarzt, um Blutzuckerkontrollen durchführen zu lassen. Zu Hause testete er regelmäßig den Urinzucker mittels Teststäbchen.

Herr Mey ist vor kurzem berentet worden. Während seiner beruflichen Tätigkeit als Maurer war seine Diät auf 20 BE eingestellt. Jetzt erfolgte durch seinen Hausarzt eine Neueinstellung auf 12 BE. Seine Ehefrau und er lieben deftiges Essen.
Herr Mey wiegt 93 kg bei einer Körpergröße von 169 cm.

Als Hobby für seine Rentnerzeit bevorzugt er das Chorsingen und seinen Garten. Gerade in der letzten Zeit hat Herr Mey Schwierigkeiten, beim gemeinsamen Singen die Noten zu lesen.

Er ist im Laufe seines Lebens schon des öfteren in unserem Krankenhaus behandelt worden. Wie die Vergangenheit immer wieder zeigte, sündigt Herr Mey bezogen auf seine Diät sehr gerne. Er ißt mit Vorliebe Süßspeisen und des abends trinkt er sehr gerne ein Bier.

Herr Mey wird diesmal wiederum mit einer Hyperglykämie in unsere Station eingewiesen.

Einschätzung nach den ATL

- Im Vorfeld oder spätestens bei der Aufnahme ins Krankenhaus ist eine Einschätzung der zu leistenden Pflege anhand der ATL vorzunehmen
- Die ATL dienen der Situationseinschätzung. Dabei ist darauf zu achten, daß eine ATL niemals alleine betrachtet werden darf, sondern immer im Zusammenhang mit anderen ATL. Die ATL sind komplex und dienen als Vehikel zur Erfassung der Ganzheitlichkeit eines Menschen. Eine strikte Trennung würde dem Patienten nicht gerecht werden

Wach sein (Bewußtsein, Orientierung), ruhen und schlafen
- Sind die Schlafgewohnheiten von Herrn Mey bekannt?
- Wann geht er normalerweise zu Bett und wann steht er auf?
- Welche Bedeutung hat für ihn der Tag- Nachtrhythmus?
- Gibt es irgendwelche Störfaktoren, die ihn nicht schlafen lassen?
- Kann Herr Mey mit den Einschränkungen der Institution Krankenhaus zurechtkommen?
- Benötigt Herr Mey irgendwelche Sicherheitsmaßnahmen für die Nacht?
- Leidet Herr Mey unter Schlafstörungen, und wie ist er in der Vergangenheit damit umgegangen?
- Benutzte er üblicherweise schlafunterstützende Mittel, Maßnahmen oder Medikamente?
- Wie kann sich Herr Mey im Krankenhaus orientieren?
- Hat er eine Störung seiner Merkfähigkeit oder / und seines Gedächtnisses?
- Ist er bezüglich der Person, des Ortes, der Zeit orientiert?

Sich bewegen
- Welche Veränderungen bezüglich der Bewegungen von Herrn Mey sind in der letzten Zeit eingetreten?
- Welche Gewohnheiten hatte Herr Mey vor dem Krankenhausaufenthalt bezüglich seiner Bewegung (Freizeitaktivitäten, sportliche Betätigungen, Spazierengehen)?
- Können während des Krankenhausaufenthaltes weitere Aktivitäten bezüglich der Bewegung hinzukommen?
- Ist Herr Mey über seine Bewegung informiert und erlebt er Defizite?
- Welche Tätigkeiten kann Herr Mey selbständig ausführen?
- Hat er irgendwelche körperlichen Gebrechen, die die Bewegung einschränken?
- Gibt es Hilfsmittel, die ihm die Bewegung und die Vergrößerung seines Aktionsradius erleichtern?
- Welche Bewegungsmuster hat Herr Mey?
- Können bei ihm vorhandene Bewegungsabläufe als Ressource zur Vermeidung von Sekundärerkrankungen in die Pflege / Versorgung mit einbezogen werden?
- Ist die Selbständigkeit von Herrn Mey bezüglich seiner Bewegung eingeschätzt worden?
- Hat er geeignetes Schuhwerk und geeignete Kleidung, um das Krankenhaus für z.B. Spaziergänge zu verlassen?
- Inwieweit können die Ehefrau und die Kinder in die Pflege / Versorgung bezüglich der Bewegung einbezogen werden?
- Ist Krankengymnastik bei Herrn Mey sinnvoll?
- Ist Herr Mey motiviert, seine Körperfülle durch vermehrte Bewegung zu reduzieren?

Sich waschen und kleiden
- Welche Bekleidungsgewohnheiten hat Herr Mey tagsüber und in der Nacht bzw. in besonderen Situationen?
- Kann Herr Mey bei der Auswahl der Kleidungsstücke beteiligt werden?
- Welche Körperpflegegewohnheiten hat er?
- Wie ist seine Haut beschaffen?
- Ist er durch mangelnde Körperpflege gefährdet, eine Sekundärerkrankung zu bekommen?
- Ist der Patient dekubitusgefährdet?
- Welche Pflegegewohnheiten hat er bezüglich seiner Haare und der Fuß- und Fingernägel?
- Ist Herr Mey über die Sekundärerkrankungen (Spätfolgen des Diabetes mellitus) und die entsprechenden Anforderungen an die Körperpflege informiert?
- Inwieweit kann Herr Mey eigenständig Pflegemaßnahmen übernehmen?
- In welchen Punkten kann Herr Mey Aufgaben übernehmen bzw. erlernen?
- Kann die Familie bezüglich der Pflegemaßnahmen in die Pflege integriert werden?
- Legt Herr Mey besonderen Wert auf Schmuck, Kosmetika und Hautpflegemittel?

- Wie hat er bislang seine Mund-, Ohren- und Nasenpflege durchgeführt?
- Gibt es besondere Faktoren, die bei der Pflege des Intimbereiches berücksichtigt werden müssen?

Essen und trinken
- Wie selbständig hat Herr Mey bislang die Bedürfnisse bezüglich des Essens und des Trinkens für sich und seine Ehefrau befriedigt (Auswahl, Einkaufen, Zubereitung, Kochen, Backen...)?
- Sind die Eß- und Trinkgewohnheiten von Herrn Mey bekannt?
- Hat er Lieblingsspeisen? Was mag er überhaupt nicht?
- Zu welchen Uhrzeiten nimmt er normalerweise seine Nahrung zu sich?
- Gibt es krankheitsbedingte Einschränkungen der Nahrungszufuhr?
- Kann der Patient selbständig die Nahrung aufnehmen oder ist Unterstützung notwendig?
- Ist die Trinkmenge ausreichend?
- Hat er Beschwerden bei der Nahrungszufuhr, wie z.B. Schluckbeschwerden, Schmerzen etc.?
- Kann er aufgrund seines Zahn- bzw. Gebißstatus alles essen oder gibt es Einschränkungen?
- Können Verwandte oder Bekannte notwendige Dinge mitbringen?
- Möchte der Patient nach dem Essen eine Mundtoilette durchführen?

Ausscheiden
- Welche Ausscheidungsgewohnheiten hat Herr Mey bislang gehabt?
- Sind Einschränkungen bekannt? Wie kann diesen Einschränkungen begegnet werden?
- Wo liegt die Grenze seines Schamgefühls? Gibt es Möglichkeiten sein Schamgefühl zu akzeptieren?
- Welche intimpflegerischen Maßnahmen hat er bislang nach der Ausscheidung vorgenommen?
- Ist eine besondere Beobachtung der Ausscheidungsprodukte notwendig?
- Muß der Flüssigkeitshaushalt bilanziert werden?
- Wie kann unter den gegebenen Voraussetzungen sein Schamgefühl und seine Intimsphäre gewahrt werden?
- Bei welchen Maßnahmen kann Herr Mey selbständig handeln?
- Welche Bedingungen müssen erfüllt sein, damit sich Herr Mey wohlfühlt?
- Wie hat Herr Mey bislang Ausscheidungsprobleme angegangen?
- Nimmt er regelmäßig Abführmittel?

Körpertemperatur regulieren
- Sind die Gewohnheiten bezüglich des Temperaturempfindens und der Regulation bekannt?
- Können Wünsche des Patienten berücksichtigt werden?
- Ist Herr Mey gewohnt, nachts eine zusätzliche Decke zu haben?
- Hat er besondere Wünsche bezüglich seiner Bettbekleidung?
- Hat Herr Mey Wünsche bezüglich einer Wärmeflasche?
- Hat der Patient besondere Wünsche bezüglich der Temperatur in seinem Zimmer?
- Welche Bekleidung bevorzugt Herr Mey in welcher Jahreszeit bzw. bei welchen Temperaturen in seiner Umgebung?
- Leidet er unter einer Erkrankung, die eine Steigerung der Körpertemperatur zur Folge hat?
- Sind seine Gewohnheiten zur Senkung der Körpertemperatur bei einem fieberhaften Infekt bekannt?
- Zu welchen Begleiterscheinungen neigt Herr Mey bei einer Erhöhung der Körpertemperatur?
- Sind regelmäßige Temperaturmessungen notwendig?

Atmen
- Hat Herr Mey Atemveränderungen in Ruhe oder bei Belastung?
- Liegt eine Atemnot bei dem Patienten vor?
- Wenn eine Atemnot vorliegt, welche Ursache hat sie?
- Hat Herr Mey in seinem Leben Lungenerkrankungen durchgemacht?
- Wie sind die Werte des Kreislaufs bei Herr Mey (Puls und Blutdruck) in Ruhe und unter Belastung?
- Welcher Atemtyp liegt bei dem Patienten vor (Bauch- bzw. Brustatmung; Nasen- bzw. Mundatmung)?
- Ist seine Hautdurchblutung (Haut, Lippen, Fingernägel) ohne Beeinträchtigung oder liegt in den genannten Bereichen eine Zyanose vor?
- Welche Körperhaltung nimmt der Patient ein, um eine leichte Atmung zu haben?
- Nimmt der Patient eine Schonhaltung ein?
- Raucht Herr Mey?
- Liegen Risikofaktoren bezüglich der Atmung / des Kreislaufs vor?

- Bevorzugt Herr Mey zu bestimmten Zeiten für sein Zimmer ein offenes oder eher ein geschlossenes Fenster?

Sich sicher fühlen und verhalten
- Welches Sicherheitsgefühl und welchen Selbstwert hat Herr Mey für sich?
- Wie ist sein Selbstbewußtsein? Gibt es Faktoren, die es einschränken bzw. die es fördern können?
- Hat Herr Mey eigene Hygienegewohnheiten?
- Gibt es Gefährdungen bei Herrn Mey, eine Sekundärerkrankung zu bekommen?
- Sind seine bisherigen Lebensgewohnheiten, sein bisheriger Lebensstil bekannt?
- Hat der Patient die Adressen und Telefonnummern seiner wichtigsten Bezugspersonen?
- Wer ist die wichtigste Bezugsperson für Herrn Mey?
- Gibt es eine Beschwerdestelle für Patienten, und ist diese dem Patienten und dessen Angehörigen bekannt?
- Sind der Patient und die Angehörigen über die Rechte der Krankenhauspatienten informiert?
- Welche Sicherheitsvorkehrungen (Patientenruf etc.) sind für Herrn Mey getroffen worden?
- Sind der Therapie- bzw. der Pflegeplan mit dem Patienten bzw. mit dessen Angehörigen besprochen worden?
- Welche Ressourcen haben der Patient und seine Angehörigen?
- Welche besonderen Eigenheiten, Wünsche, Bedürfnisse und Probleme sind bekannt und von der Pflegeplanung mit erfaßt worden?
- Welchen Abhängigkeitsgrad zeigt Herr Mey bezüglich seiner Orientierung und seiner emotionalen Befindlichkeit?
- Über welchen Zeitraum ist es sinnvoll, Herrn Mey alle notwendigen Informationen bzgl. seines neuen Umfeldes zu geben, ohne ihn zu überfordern? Welche Informationen benötigt er unmittelbar?
- Wer regelt die finanziellen Angelegenheiten der Familie?

Raum und Zeit gestalten, arbeiten und spielen
- Sind die Freizeitgewohnheiten von Herrn Mey bekannt?
- Kann er bisherige Freizeitaktivitäten weiter aufrechterhalten?
- Welchen Beruf übte er aus?
- Welcher Lieblingsbeschäftigung geht er nach?
- Hat Herr Mey Interesse, etwas Neues zu lernen?
- Läßt seine Beweglichkeit und seine Wahrnehmung etwas Neues zu oder gibt es Einschränkungen?
- Können vorhandene Fähigkeiten zu Aktivitäten gezielt gefördert bzw. erhalten werden?
- Können die Aktivitäten als Ressource dienen?
- Benötigt Herr Mey Hilfsmittel, um einer Beschäftigung nachgehen zu können?
- Welche rehabilitativen Maßnahmen / Therapien sind für Herrn Mey notwendig und werden geplant?

Kommunizieren
- Hatte Herr Mey bereits Gelegenheit, mit Personen seiner neuen Umgebung (Pflegepersonal, Ärzte ...) Kontakt aufzunehmen? Konnte er ihnen gegenüber seine Gefühle und Wünsche äußern?
- Wie teilt sich Herr Mey mit?
- Wie ist seine Mimik, Gestik und seine Sprache?
- Ist die Funktion der Sinnesorgane (hören, sehen, riechen, tasten) uneingeschränkt in Ordnung oder benötigt er Hilfsmittel?
- Hat er für sich die Möglichkeit, spontan auf Menschen / Mitpatienten zuzugehen und mit ihnen zu sprechen?
- Kann Herr Mey sich im Krankenhaus orientieren oder benötigt er Orientierungshilfen?
- Wie ist seine Merkfähigkeit? Gibt es Hilfsmittel, die ihm behilflich sein können?
- Sind Freunde, Bekannte, Verwandte und seine Ehefrau in der Lage, ihn regelmäßig zu besuchen?
- Können die Angehörigen die Besuche möglicherweise untereinander absprechen?
- Möchte Herr Mey die Tageszeitung lesen, oder hat er bestimmte Interessensgebiete?

(Kind, Frau), Mann sein
- Hat Herr Mey ein ausgeprägtes Schamgefühl? Wo liegt seine Schamgrenze?
- Wenn Herr Mey gewaschen werden muß, möchte er dann von einem Krankenpfleger versorgt werden?
- Sind seine Rollen als Mann, Vater, Großvater, und Ehemann allen Beteiligten bekannt?
- Wie ist seine Einstellung zu seinen verschiedenen Rollen?

- Hat Herr Mey einen Bereich, der nur für ihn zugänglich ist und den er auch vor anderen verborgen halten kann?
- Hat der Patient spezifische und/oder unspezifische Geschlechtsprobleme, die für die Pflege von Bedeutung sind?
- Ist er über Räume wie Bad und Toilette informiert?

Sinn finden im Werden, Sein, Vergehen
- Wie steht Herr Mey der räumlichen Veränderung, der Einweisung ins Krankenhaus, gegenüber? Welche Gefühle hat er?
- Sind die Lebenssituation und die Lebensgewohnheiten von Herrn Mey bekannt?
- Wie ist seine Lebensgeschichte? Wie steht Herr Mey zu seiner Lebensgeschichte und zu seinem jetzigen Leben bzw. zu seiner Zukunft?
- Welche Religion hat Herr Mey? Welche religiösen Wünsche / Bedürfnisse hat der Patient?
- Ist er über Gottesdienste und Besuchsmöglichkeiten des Seelsorgers informiert?
- Möchte er mit dem Geistlichen seiner Heimatgemeinde oder des Krankenhauses sprechen?
- Wer ist die geeignetste Bezugsperson aus dem Pflegeteam?
- Ist Herr Mey umfassend über den Wechsel des Pflegepersonals im Schichtdienst informiert, und kennt er die Zeiten, zu denen seine Bezugsperson anwesend ist bzw. sein wird?
- Wie wird Herr Mey mit Angst, Trauer, Leid und Freude umgehen?
- Welche persönlichen Ressourcen hat er? Kann man diese Ressourcen erkennen?

Arbeitshinweise:
1. Bitte füllen Sie das Stammblatt auf der nächsten Seite aus.
2. Erarbeiten Sie anhand der folgenden Punkte das Fallbeispiel:

- *Psychosoziale Situation*
- *Krankenbeobachtung*
- *Spezielle Pflege*
- *Gesundheitserziehung*
- *Welche Informationen fehlen mir?*

Der Analysebogen befindet sich hinter dem Stammblatt.

Stammblatt

Patient: Name:	Diagnose:
Vorname:	
Straße:	Krankenhauserfahrung:
Wohnort:	
Telefon:	
Beruf: Alter:	

Aufnahmegespräch / Aufnahmeinformation:

Aktivitäten des täglichen Lebens "ATL"

wach sein und schlafen	atmen
sich bewegen	sich sicher fühlen und verhalten
sich waschen und kleiden	Raum und Zeit gestalten - arbeiten und spielen
essen und trinken	kommunizieren
ausscheiden	Kind, Frau, Mann sein
Körpertemperatur regulieren	Sinn finden im Werden, Sein Vergehen

Besondere Wünsche:
Besondere Belastungen:

Analysebogen zum Fallbeispiel

Psychosoziale Situation

Krankenbeobachtung

Spezielle Pflege

Gesundheitserziehung

Welche Informationen fehlen mir?

Analyse zum Fallbeispiel

Psychosoziale Situation

- Der Patient hat Angst vor weiteren Blutzuckerentgleisungen oder entsprechenden Komplikationen an Gefäßen und Nerven
- Er muß sich mit einer lebenslangen Therapieabhängigkeit abfinden
- Er muß bewußter die Verantwortung für sein Leben und seine Gesundheit übernehmen
- Wird er seine Freizeit sinnvoll und befriedigend ausfüllen können, ohne sich zu starker Belastung auszusetzen?
- Wird er weiter im Chor singen können?
- Ist er in der Lage, sich andere Freizeitaktivitäten zu suchen?
- Wird seine Frau ihn bei der Umstellung seiner Ernährung und seinen Aktivitäten unterstützen?

Krankenbeobachtung

- Der Patient war schon mehrmals in unserer Klinik zur Behandlung und wird auch diesmal wieder mit einer Hyperglykämie überwiesen
- Er ist seit 23 Jahren Diabetiker und spritzt morgens 20 IE und abends 12 IE Depot-Insulin (langsamer Wirkungsbeginn und anhaltende Wirkung)
- Seit kurzem ist er Rentner und ist seitdem von 20 BE auf 12 BE umgestellt worden (1 BE = 12g KH, z.B. 20-25g Brot, 60g Kartoffeln)
- Er hat in letzter Zeit Probleme beim Lesen kleiner Schrift (Chorsingen)
- Er ist übergewichtig: 93 kg bei 169 cm
- Er ist krankheitsuneinsichtig: Er hält sich nicht an seine Diät, ißt Süßspeisen, liebt deftiges Essen und trinkt Bier

Spezielle Pflege

- Für ihn individuell abgestimmte Kohlenhydrat-, Fett-, Eiweißmenge, wobei KH 45-50%, Fett 35% und Eiweiß zu 15-20% enthalten sein sollen (in seinem Falle 12 BE)
- Reduktionskost zur Gewichtsabnahme, um den Patienten leistungsfähiger zu halten
- Körperliche Betätigung, wodurch Glukose verbraucht und Insulin eingespart wird
- Nach ärztlicher Anordnung Insulin und/oder orale Antidiabetika verabreichen: Wichtig ist, daß es eine halbe Stunde vor den Mahlzeiten gegeben wird, und daß der Patient dann rechtzeitig seine Mahlzeit bekommt

  Wirkungen des Insulins:
  - Insulin senkt den BZ-Spiegel, indem es die Einschleusung von Zucker in die Zelle fördert
  - Insulin synthetisiert aus den Monosacchariden Glukose, Fruktose und Galaktose das Glykogen
  - Insulin wirkt als anaboles Hormon und fördert somit die Glykogen-, Fett-, Eiweißsynthese

  Wirkungen der oralen Antidiabetika, z.B. Euglucon:
  - Wirkungsweise ist noch nicht voll geklärt, sie können z.B. die Resorption von KH im Darm verzögern und dadurch einen gleichmäßigeren BZ-Spiegel erreichen
  - Vorhandenes aber inaktives Insulin kann aktiviert werden, aber nur dann, wenn kein absoluter Insulinmangel vorliegt

- BZ bestimmen oder das Labor beauftragen (Nüchtern-BZ, BZ-Tagesprofil, von Interesse ist vor allem der postprandiale BZ-Wert, der BZ-Wert sollte zwei Stunden nach dem Essen im Normbereich liegen (unter 140 mg/dl))
- Urinuntersuchung (Stix auf Azeton und Glukose)

Stix auf Glukose, weil bei Überschreitung des Blutzuckerschwellenwertes (180-200 mg/dl) Zucker im Urin ausgeschieden wird = Glukosurie, (normalerweise wird Zucker in den Tubuli der Niere vollständig rückresorbiert), dadurch gehen dem Körper wichtige Energiespender verloren, desweiteren nimmt der Zucker aus osmotischen Gründen Wasser mit sich, so daß es zu großen Urinmengen (hohes spezifisches Gewicht) kommen kann = Polyurie - die Folge: großer Durst

Stix auf Azetonkörper, weil durch Fettstoffwechselstörungen vermehrt Ketonkörper im Blut vorkommen - die Folge: Azidose!
Der Körper versucht die Azidose wieder auszugleichen und gibt u.a. Azetonkörper über die Ausatmungsluft ab und scheidet sie im Urin aus

- 24-Std.-Urin, um die ausgeschiedene Zuckermenge und Urinmenge in 24 Std. ermitteln zu können
- Auf mögliche Symptome des Coma diabeticums und des hypoglykämischen Komas generell achten
- Auf Zeichen einer möglichen Mikroangiopathie achten, z.B. diabetische Nephropathie (Proteinurie, Hypertonie, Harnwegsinfektionen)
- Auf Zeichen einer möglichen Makroangiopathie achten, z.B. Sklerose der Beinarterien
- Auf mögliche Zeichen einer Neuropathie achten, z.B. Blasenstörung
- Auf mögliche Infektionen oder Pilzerkrankungen achten
- Überprüfung der Sehsstärke (eine Komplikation bzw. ein Spätsymptom ist die diabetische Retinopathie - eine Netzhautveränderung infolge des diabetischen Kapillarschadens). Weitere Spätsymptome sind: Netzhautablösung (Therapie: rechtzeitige Laserkoagulation, sonst Gefahr der Erblindung), Glaukom, Katarakt, Rubiosis Iridis - 60 % der Diabetiker bekommen nach 15 Jahren eine dieser Augenerkrankungen

Gesundheitserziehung

- Herr Mey soll lernen, mit seiner Erkrankung zu leben, er soll Verantwortung für sein Leben bzw. seine Gesundheit übernehmen
- Ihn zu weiteren Arztbesuchen anhalten
- Ihm Informationen über Diabetesberatungsstellen an die Hand geben, die den Arzt in der ambulanten Betreuung unterstützen und einen nahtlosen Übergang vom Krankenhaus ins Privatleben ermöglichen
- Ihn erneut über Sinn , Zweck und Wichtigkeit der Einhaltung der Diät informieren
- Ihm Informationen über Nährstoffberechnungen geben und erklären
- Seine Frau evtl. mit in die Informationen einbeziehen (ein wichtiger Faktor, da sie wahrscheinlich die Mahlzeiten zubereitet)
- Ihm Informationen über Diabetikerschulungen geben
- Ihn zur gleichmäßigen körperlichen Belastung anregen, die Zusammenhänge erklären (Muskelarbeit senkt den BZ, da Glukose verbraucht und Insulin eingespart wird), evtl. Informationen zu entsprechenden Sportgruppen
- Ihn zur eventuellen Fortsetzung der Reduzierung seines Körpergewichtes motivieren
- Ihn durch die Ärzte über mögliche Spätkomplikationen aufklären lassen
- Ihm verdeutlichen, daß das gesunde Leben und die Lebensqualität des Diabetikers weitgehend mit der disziplinierten Einhaltung der individuell angepaßten Diät zusammenhängt

Arbeitshinweise:
1. Vergleichen Sie Ihre Ausarbeitungen mit den hier angebotenen.
2. Überprüfen Sie die obenstehende Analyse hinsichtlich folgender Struktur:
- Offensichtliche Probleme
- Mögliche Probleme
- Ressourcen

Benutzen Sie drei verschiedenfarbige Textmarker, und tragen Sie die Pflegeprobleme unter der jeweiligen Kategorie in das angefügte Formblatt ein.

Analysebogen zu Pflegeproblemen / Ressourcen

Offensichtliche Pflegeprobleme

Mögliche Pflegeprobleme

Ressourcen

Sammlung der Pflegeprobleme / Ressourcen

Offensichtliche Pflegeprobleme

- Ernährungsumstellung (berenteter Maurer, von 20 BE auf 12 BE)
- Lesen kleiner Schrift (Noten, Informationshefte)
- Übergewicht (93 kg bei 169 cm Körpergröße)
- Krankheitsuneinsichtigkeit
- Verantwortung für seine Erkrankung übernehmen
- Einhalten der Diät im Krankenhaus zur Neueinstellung

Mögliche Pflegeprobleme

- Angst vor weiteren Blutzuckerentgleisungen
- Angst vor diabetischen Komplikationen
- Lebenslange Therapieabhängigkeit
- Aktive Freizeitgestaltung (sportliche Betätigung)
- Bereitschaft der Ehefrau, Kochgewohnheiten umzustellen
- Reduktionskost zur Gewichtsabnahme
- Hyperglykämie / Hypoglykämie (Bewußtseinsstörungen)
- Coma diabeticum
- Diabetische Nephropathie (Proteinurie, Hypertonie, Harnwegsinfekte)
- Durchblutungsstörungen der Beine (Nekrosen, Gangrän der Zehen)
- Neuropathie (Sensibilitätsstörungen, Mißempfindungen)
- diabetische Retinopathie (Sehstörungen)
- Infektionen (Furunkel, Karbunkel, Systemische Infektionen)
- Pilzerkrankungen an den Füßen und in der Leiste
- Regelmäßige Arztbesuche nach dem Krankenhausaufenthalt
- Verstehen und Umsetzen der Informationen zur Berechnung der Nährstoffe
- Fußpflege (Nägelschneiden)

Ressourcen

- Verabreicht Insulin selbständig
- Regelmäßige Hausarztbesuche
- Führt selbständig Urinzuckertests durch
- Krankenhauserfahrung
- Hat eine Ehefrau, die kocht. Sie besucht ihn regelmäßig im Krankenhaus
- Geht einem Hobby nach, das viele soziale Kontakte ermöglicht

Arbeitshinweis:
Vergleichen Sie die obenstehende Auflistung mit Ihren erarbeiteten Punkten.

Beispiele zur Pflegeplanung

Pflegeschwerpunkt: Diabetes mellitus

Probleme / Ressourcen	Pflegeziele	Maßnahmen
1. Ernährungsumstellung (von 20 BE auf 12 BE reduziert)	Er akzeptiert vorgesehene Diät mit 12 BE	- Diätberatung durch Diätassistentin und Pflegepersonal - Termin muß noch abgestimmt werden Die Ehefrau ist meistens ab 15.00 Uhr zu Besuch und soll hinzugezogen werden
2. Übergewicht (93 kg bei 169 cm Körpergröße)	Er reduziert sein Gewicht	Motivation zu sportlicher Aktivität erfragen und fördern Aufklärung über Risiken und Nebenwirkungen der Adipositas Informationen zu nichtanrechenbaren Lebensmitteln
3. Lesen kleiner Schrift (kann keine Noten mehr lesen)	Sehstörungen abklären	- Augenärztliches Konsil am .... terminieren
Ressourcen - Er hat eine Ehefrau, die kocht. Sie besucht ihn regelmäßig im Krankenhaus - Er geht einem Hobby nach, welches viele soziale Kontakte ermöglicht		

Arbeitshinweis:
Erweitern Sie die Pflegeplanung durch andere Pflegeprobleme. Benutzen Sie dabei das Formblatt auf der folgenden Seite.

Pflegeplanung

Probleme/Ressourcen	Pflegeziele	Maßnahmen

Pflegebericht

6.15 Uhr

Herr Mey meldet sich. Er fühlt sich nicht wohl und klagt über Nervosität, Angstgefühl, Parästhesien und Herzklopfen. Verschwitzt liegt er in seinem Bett.

Der Blutzuckerstix ergab einen Blutzucker von 38 mg%. Der Arzt verordnete 50 ml 50%iger Glukose per os, einen Venenzugang, Bettruhe und stündliche Blutzucker- und Vitalzeichenkontrollen.

Nach Gabe der Glukose und der Elektrolytinfusion erholte sich Herr Mey zusehends.

7.00 Uhr

Er mußte heute morgen im Bett gewaschen werden. Dabei wurde festgestellt, daß seine Füße kalt und pulslos waren, eine Nagelbettentzündung an der rechten Großzehe vorhanden ist, und die Zehennägel dringend geschnitten werden müssen.

Arbeitshinweis:
Bitte erweitern Sie die Pflegeplanung auf dem Formblatt der vorhergehenden Seite um die in dem Pflegebericht aufgeführten Pflegeprobleme:

FALLBEISPIEL 02

Pflege der Patientin Isolde Meier

Pflegeschwerpunkt: Herzinsuffizienz / Lungenödem

FALLBEISPIEL

Frau Isolde Meier, 75 Jahre alt, wird heute in die Innere Abteilung unseres Krankenhauses eingeliefert. Frau Meier ist seit vielen Jahren in hausärztlicher Behandlung. Sie ist mehrfach wegen ihrer Linksherzinsuffizienz in unserem Hause behandelt worden.

Medikamente, die sie regelmäßig einnehmen muß: Digitalispräparate, Diuretika, Kalium-Brause-Tabletten.

Frau Meier wird blaß und kaltschweißig, mit einer starken Dyspnoe und raschelnder Atmung in die Station gebracht. Das Kopfteil der Krankentrage ist hochgestellt, sie stützt sich mit beiden Armen ab und ringt nach Luft.

Die Pulsfrequenz beträgt 128 Schläge/Minute und der Blutdruck 110/95 mm Hg. Frau Meier berichtet, daß sie in der Nacht zwei bis dreimal aufsteht, um zur Toilette zu gehen und daß sie bei längeren Spaziergängen häufig geschwollene Beine hat.

Frau Meier lebt mit ihrem Mann gemeinsam in einem eigenen Haus, das sie vor Jahren erbaut haben. Beide versorgen sich weitestgehend selbständig.

Die Ergebnisse der Blutuntersuchungen schließen eine Pneumonie, sowie einen Herzinfarkt aus. Im Elektrokardiogramm sind typische Zeichen einer Linksherzinsuffizienz erkennbar.

Vom Stationsarzt wird eine forcierte Diurese angeordnet, die unter Verwendung einer Infusionspumpe und eines Subklaviakatheters durchgeführt werden soll.

Arbeitshinweise:
1. Bitte füllen Sie das Stammblatt auf der nächsten Seite aus.
2. Erarbeiten Sie anhand der folgenden Punkte das Fallbeispiel:

- *Psychosoziale Situation*
- *Krankenbeobachtung*
- *Spezielle Pflege*
- *Gesundheitserziehung*
- *Welche Informationen fehlen mir?*

Der Analysebogen befindet sich hinter dem Stammblatt.

Stammblatt

Patient: Name: Vorname:	Diagnose:
Straße:	Krankenhauserfahrung:
Wohnort:	
Telefon:	
Beruf: Alter:	

Aufnahmegespräch / Aufnahmeinformation:

Aktivitäten des täglichen Lebens "ATL"

wach sein und schlafen	atmen
sich bewegen	sich sicher fühlen und verhalten
sich waschen und kleiden	Raum und Zeit gestalten - arbeiten und spielen
essen und trinken	kommunizieren
ausscheiden	Kind, Frau, Mann sein
Körpertemperatur regulieren	Sinn finden im Werden, Sein Vergehen

Besondere Wünsche:

Besondere Belastungen:

Analysebogen zum Fallbeispiel

Psychosoziale Situation

Krankenbeobachtung

Spezielle Pflege

Gesundheitserziehung

Welche Informationen fehlen mir?

Analyse zum Fallbeispiel

Psychosoziale Situation

- Frau Meier lebt mit ihrem Ehemann im eigenen Haus, beide versorgten sich bislang weitestgehend selbst
- Durch die Atemnot bedingt hat Frau Meier Todesangst
- Frau Meier ist mit einem Grenzbereich ihres Lebens konfrontiert
- Durch häufigere Krankenhausaufenthalte sieht die Patientin keine Aussicht auf Heilung
- Sie hat Angst, ihre Selbständigkeit zu verlieren
- Das eigene Haus wird sie wahrscheinlich nicht mehr selbständig versorgen können
- Sie stellt sich die Frage, ob ihr Mann aufgrund ihrer Erkrankung sich weiterhin selbst versorgen kann
- Die Patientin hat Angst zu sterben

Krankenbeobachtung

- Patientin war schon des öfteren wegen einer Linksherzinsuffizienz im Krankenhaus
- Sie ist seit mehreren Jahren in hausärztlicher Behandlung
- Es sind folgende Medikamente verschrieben: Digitalispräparate, Diuretika, Kalium-Brause-Tabletten.
- Die Patientin ist bei der Aufnahme blaß und kaltschweißig (Präschock)
- Sie hat eine starke Dyspnoe und eine raschelnde Atmung (aufgrund der pulmonalen Stauung, die als Folge der Linksherzinsuffizienz auftritt; dadurch ist eine verringerte Diffusionsoberfläche für Sauerstoff vorhanden; und es kommt zu einer Flüssigkeitsansammlung in der Lunge - Lungenödem)
- Pulsfrequenz: 128 Schläge / Minute (Das Herz versucht das Herzminutenvolumen (HMV) aufrechtzuerhalten)
- Der Blutdruck ist 110/95 mm Hg
- Durch Untersuchungsbefunde können ein Herzinfarkt und eine Pneumonie ausgeschlossen werden
- Die Patientin gibt an, daß sie bei Spaziergängen "dicke Beine" bekommt (Es handelt sich um periphere Ödeme, die entstehen, wenn permanent ein erhöhter Blutdruck im Lungenkreislauf vorhanden ist, der dann seinerseits zu einer Rechtsherzinsuffizienz führt. Dieses bewirkt wiederum einen Rückstrom im großen Körperkreislauf und in den Venen, so daß Flüssigkeit aus den Gefäßen ins Gewebe abgegeben wird; die Gefäßwände werden für diese Flüssigkeit durchlässig)
- Die Patientin hat eine Nykturie (Durch die waagerechte Lage und Nachtruhe wird das Herz entlastet, und die Ödeme, die sich tagsüber angesammelt haben, können über die Nieren ausgeschwemmt werden)

Spezielle Pflege

- Forcierte Diurese unter Verwendung einer Infusionspumpe und einem Subklaviakatheter
- Patientin aufgrund der Atemstörungen beruhigen
- Unsicherheitsgefühl der Patientin durch zweckmäßige Informationen vor und während der Pflege- und Behandlungsmaßnahmen möglichst gering halten
- Oberkörperhochlagerung
- Sauerstoffzufuhr (2 l / Minute über Nasensonde), das Fenster öffnen
- Kontrolle und Beobachtung der Atemfrequenz und der Qualität
- Engmaschige Blutdruck- und Pulskontrollen
- Verminderung von Angst und Unruhe
- Natriumarme und kaliumreiche Kost (Diuretikagabe)
- Flüssigkeitsbilanz durchführen, in Verbindung mit einer regelmäßigen Gewichtskontrolle
- Frau Meier soll nicht soviel Flüssigkeit zu sich nehmen
- Temperaturkontrollen regelmäßig durchführen (Durch das Lungenödem könnte sich eine Pneumonie entwickeln)
- Täglicher Verbandwechsel des Subklaviakatheters bei gleichzeitiger Beobachtung der Einstichstelle
- Überwachung der korrekten Funktion und Einstellung der Infusionspumpe

- Durchführen der Pneumonieprophylaxe (Atemgymnastik, Inhalationen)
- Überprüfen, inwieweit der Ehemann sich selbst versorgen kann

Gesundheitserziehung

- Informationen über die Gefahren, zuwenig Flüssigkeit zu sich zu nehmen
- Diätberatung durch die Diätassistentin und durch das Pflegepersonal (natriumarme Diät)
- Anhalten zur regelmäßigen Medikamenteneinnahme und zu Hausarztbesuchen
- Kontakt zur Sozialstation herstellen
- Motivation zur Kur
- Austesten kleinerer sportlicher Übungen (Gymnastik), Motivation zur Betroffenen - Sportgruppe
- Ehemann beteiligen, so daß er möglicherweise seine Frau zu Hause versorgen kann
- Informationen über Leistungsgrenzen und sinnvolle Tätigkeiten

Arbeitshinweise:

1. Vergleichen Sie Ihre Ausarbeitungen mit den hier angebotenen.

2. Überprüfen Sie die obenstehende Analyse hinsichtlich folgender Struktur:

- Offensichtliche Probleme

- Mögliche Probleme

- Ressourcen

Benutzen Sie drei verschiedenfarbige Textmarker, und tragen Sie die Pflegeprobleme unter der jeweiligen Kategorie in das angefügte Formblatt ein.

Analysebogen zu Pflegeproblemen / Ressourcen

Offensichtliche Pflegeprobleme

Mögliche Pflegeprobleme

Ressourcen

Sammlung der Pflegeprobleme / Ressourcen

Offensichtliche Pflegeprobleme

- Atemnot durch Lungenödem und dadurch Todesangst
- Sie sieht keine Aussicht auf Heilung durch jahrelange Krankheitserfahrung
- Patientin hat bei der Aufnahme einen Präschock (sie ist kaltschweißig und blaß; Puls 128 Schläge / Minute)
- Tachykardie (128 Schläge / Minute)
- Periphere Ödeme
- Nykturie
- Flüssigkeitshaushalt ist dysreguliert

Mögliche Pflegeprobleme

- Sie hat Angst, ihre Selbständigkeit zu verlieren
- Der Ehemann kann sich nicht alleine versorgen
- Frau Meier hat Angst zu sterben
- Infektion des Subklaviakatheters
- Patientin hat ein Informationsdefizit bezüglich der Pflegemaßnahmen und der Therapie
- Hat starkes Durstgefühl durch Flüssigkeitseinschränkung
- Trockene, spröde Lippen; borkige Zunge
- Pneumonie, Dekubitus, Thrombose

Ressourcen

- Hat bislang ihren Haushalt selbständig geführt
- Möchte auch weiterhin selbständig bleiben
- Ist motiviert, an der Genesung mitzuwirken
- Kennt den Tagesablauf im Krankenhaus
- Ein Herzinfarkt und eine Pneumonie konnten ausgeschlossen werden
- Sie ist verheiratet, und der Ehemann kann sie regelmäßig besuchen
- Die Sozialstation kann u.U. den Ehemann bei Pflegemaßnahmen unterstützen
- Ein Kuraufenthalt kann zur körperlichen Fitness nach dem Krankenhausaufenthalt beitragen

Arbeitshinweis:
Vergleichen Sie die obenstehende Auflistung mit Ihren erarbeiteten Punkten.

Beispiele zur Pflegeplanung

Pflegeschwerpunkt: Herzinsuffizienz / Lungenödem

Probleme / Ressourcen	Pflegeziele	Maßnahmen
1. Atemnot durch Lungenödem und dadurch Todesangst	Atemnot und Todesangst abschwächen	- Oberkörperhochlagerung, lehnstuhlartig - Sauerstoffsonde mit 2 Litern Sauerstoff / Minute - Nachfragen, ob das Fenster geöffnet werden soll - Beruhigend auf die Patientin einwirken - Den Ehemann bitten, so oft wie möglich bei seiner Frau zu sein - Durch engmaschige (halbstündliche) Kontrollen Sicherheit vermitteln - Überwachung der Wirksamkeit der forcierten Diurese (24-Stunden-urinmessung) - Ausschwemmen der Ödeme, medikamentös nach Anordnung (oft Diuretika, Herzglykoside und Antikoagulantien in Kombination, evtl. Nitroglyzerin, evtl. Sedativa)
2. Durch das Lungenödem besteht die Gefahr der Pneumonie	Pneumoniegefahr mindern	- Atemgymnastik durch Krankengymnastin je nach körperlicher Verfassung - Patientin auffordern, abzuhusten und tief durchzuatmen (Anleitung geben: Alle zehn Minuten mindestens dreimal eine vertiefte Einatmung) - Einreibungen bei Verträglichkeit
3. Vermehrte Urinausscheidung durch forcierte Diurese; Nykturie **Ressourcen** - Ist motiviert, selbständig zu bleiben - Hat einen Ehemann, der sie regelmäßig besuchen kann	Weitestgehende Selbständigkeit bei der Urinausscheidung	- Schellenknopf in Reichweite bringen und an der Bettdecke befestigen - Nachtschwester informieren - Evtl. Schieber auf einen Stuhl stellen oder Urinflasche für Frauen anbieten

Arbeitshinweis:
Erweitern Sie die Pflegeplanung durch andere Pflegeprobleme. Benutzen Sie dabei das Formblatt auf der folgenden Seite.

Pflegeplanung

Probleme/Ressourcen	Pflegeziele	Maßnahmen

Pflegebericht

6.30 Uhr

Frau Meier hat die erste Nacht im Krankenhaus nach eigenen Angaben gut verbracht. Was sie jedoch störte war, daß sie des öfteren (ca. zehnmal) in der Nacht Urin lassen mußte. Das habe ihr Durchschlafen gestört.
Außerdem habe sie durch die Oberkörperhochlagerung Nackenschmerzen und ein Brennen im Bereich des Steißbeines. Bei der Waschung des Rückens in Seitenlage ist eine handtellergroße Rötung zu sehen. Frau Meier gibt an, daß in der Seitenlage die Atemnot stark zunimmt. In der Nacht habe sich allerdings die Atemnot gebessert. Die Atmung ist nicht mehr so raschelnd wie am Vortag.

Frau Meier hat 2800 ml Urin ausgeschieden und 1150 ml Flüssigkeit zugeführt bekommen.

Bei der Mundpflege sind trockene Lippen und eine trockene Zunge zu sehen.

Die Pulsfrequenz vom Vortag (128 Schläge / Minute) ist auf 96 Schläge / Minute gesunken. Der Puls ist jetzt aber stark unregelmäßig. Das geschriebene EKG weist einen AV Block 2. Grades auf.

Daraufhin bekommt die Patientin:
- 20 mval Kaliumchlorid in 500 ml Elektrolytlösung per Infusionspumpe
- einen Blasendauerkatheter

verordnet.

Arbeitshinweis:
Bitte erweitern Sie die Pflegeplanung auf dem Formblatt der vorhergehenden Seite um die in dem Pflegebericht aufgeführten Pflegeprobleme.

FALLBEISPIEL 03

Pflege des Patienten Andreas Damm

Pflegeschwerpunkt: Vorderwandinfarkt

FALLBEISPIEL

Herr Andreas Damm, geboren am 04.07.1935, wurde gestern in die Intensivstation unseres Hauses eingeliefert. Herr Damm hat einen Herzinfarkt, der serologisch und im Elektrokardiogramm nachgewiesen wurde.

Herr Damm ist Manager eines EDV-Geschäftes. Er gibt an, daß in der letzten Zeit seine Tätigkeit sehr anstrengend gewesen sei. Das Geschäft hat sich trotz der guten Marktlage in die roten Zahlen gewirtschaftet. Er habe gerade in der letzten Zeit versucht, das Schlimmste abzuwenden.

Herr Damm raucht ca. 50 Zigaretten pro Tag. Er ist korpulent und wiegt 115 Kilogramm bei einer Körpergröße von 1,74 Meter.

Nach dem Aufnahmegespräch bittet Herr Damm Sie, ihm ein Telefon an das Bett zu stellen, damit er vom Krankenhaus aus die Geschäfte seines Unternehmens weiterführen kann.

Sie haben den Eindruck gewinnen müssen, daß der gestrige Tag, erfüllt von starken Schmerzen, von ihm bereits vergessen wurde. Er sagt zu Ihnen: "Tja Schwester, es muß ja weitergehen."

Arbeitshinweise:
1. Bitte füllen Sie das Stammblatt auf der nächsten Seite aus.
2. Erarbeiten Sie anhand der folgenden Punkte das Fallbeispiel:

- *Psychosoziale Situation*
- *Krankenbeobachtung*
- *Spezielle Pflege*
- *Gesundheitserziehung*
- *Welche Informationen fehlen mir?*

Der Analysebogen befindet sich hinter dem Stammblatt.

Stammblatt

Patient: Name:	Diagnose:
Vorname:	
Straße:	Krankenhauserfahrung:
Wohnort:	
Telefon:	
Beruf: Alter:	

Aufnahmegespräch / Aufnahmeinformation:

Aktivitäten des täglichen Lebens "ATL"

wach sein und schlafen	atmen
sich bewegen	sich sicher fühlen und verhalten
sich waschen und kleiden	Raum und Zeit gestalten - arbeiten und spielen
essen und trinken	kommunizieren
ausscheiden	Kind, Frau, Mann sein
Körpertemperatur regulieren	Sinn finden im Werden, Sein Vergehen

Besondere Wünsche:
Besondere Belastungen:

Analysebogen zum Fallbeispiel

Psychosoziale Situation

Krankenbeobachtung

Spezielle Pflege

Gesundheitserziehung

Welche Informationen fehlen mir?

Analyse zum Fallbeispiel

Psychosoziale Situation

- Herr Damm ist durch den Herzinfarkt mitten aus seiner Arbeit gerissen und hinterläßt wahrscheinlich viel Ungeregeltes
- Er ist Manager in einem EDV-Geschäft und hatte in letzter Zeit viel beruflichen Streß, da sein Betrieb in den roten Zahlen ist
- Herr Damm hat Angst um seine Firma und damit auch um seine Existenzgrundlage. Er muß lernen Verantwortung abzugeben
- Er ist in der ersten Zeit seines Krankenhausaufenthaltes vom Pflegepersonal abhängig
- Ihm ist noch nicht bewußt, daß er nach seinem Krankenhausaufenthalt eine Anschlußheilbehandlung durchführen muß, in der er neue Lebensgewohnheiten lernt
- Hat seine körperliche Belastbarkeit und die damit verbundene Grenze kennengelernt, aber noch nicht realistisch verarbeitet
- Die mit dem Herzinfarkt verbundenen starken Schmerzen verursachen Angst
- Er will seine beruflichen und sozialen Tätigkeiten ohne Unterbrechung fortsetzen

Krankenbeobachtung

- Er raucht ca. 50 Zigaretten am Tag
- Er ist adipös (115 kg Körpergewicht bei 174 cm Körpergröße)
- Herr Damm ist krankheitsuneinsichtig, da er schon beim Aufnahmegespräch ein Telefon zur Weiterführung seiner Geschäfte haben möchte
- Nach EKG und Serologie wurde die Diagnose Herzinfarkt gestellt
- Herr Damm hat starke Schmerzen

Spezielle Pflege

- Herr Damm bekommt einen Subclavia-Katheter über den verschiedene Medikamente mittels Perfusor zugeführt werden können. Ein täglicher Verbandwechsel muß durchgeführt werden, bei gleichzeitiger Kontrolle der Einstichstelle
- Messen des Zentralvenendrucks (ZVD)
- Bei Diuretikagabe ist eine Überwachung der Urinausscheidung (24-Stundenurin/ Flüssigkeitsbilanzierung) notwendig
- Zur Erleichterung der Stuhlausscheidung und zur Entlastung des Herzens bekommt Herr Damm ein leichtes Abführmittel
- Patient hat strenge Bettruhe und muß komplett im Bett versorgt werden
- Herr Damm wird mittels Monitor überwacht, d.h. ständige EKG-, Blutdruck-, Herzfrequenz- und Atemfrequenzkontrollen
- Ihm wird eine natriumarme und kaliumreiche Ernährung bei 1000 kcal angeboten
- Eine regelmäßige Kontrolle der Herzenzyme ist notwendig
- Da der Patient Bettruhe hat, wird sein Bett mehrmals täglich neu bezogen und ihm wird angeboten, sich zu erfrischen
- Die Medikamente (evtl. Analgetika, Sedativa, Beta-Blocker, Nitroglyzerin) werden zu den angeordneten Zeiten verabreicht
- Für Frischluft sorgen und gegebenenfalls Inhalationen mit schleimlösenden Medikamenten durchführen, da bei ihm wegen des starken Tabakkonsums leichter eine Pneumonie entstehen kann und Herr Damm leichter und herzschonender abhusten kann
- Sauerstoff (2 l / Minute bei Bedarf)
- Der Patient sollte mit einem leicht erhöhten Oberkörper gelagert werden
- Der Patient bekommt Antikoagulantien zugeführt. Es ist darauf zu achten, daß kleinste Blutungen (Nasenbluten, Mikrohämaturie) sofort erkannt werden
- Maßnahmen zur Thromboseprophylaxe durchführen, da Herr Damm über einen längeren Zeitraum bettlägerig sein wird (Antithrombosestrümpfe, Heparin)
- Maßnahmen zur Dekubitusprophylaxe (gründliche Körperpflege und den Auflagedruck verteilen)

- Evtl. Besuch einschränken
- Verständnis für die Probleme des Patienten zeigen, zuhören können, bevor Sanktionen erteilt werden (z.B. Telefonate verbieten oder einschränken)

Gesundheitserziehung

- Er muß seinen Betrieb über seine Diagnose informieren
- Er muß seine Diagnose selbst akzeptieren
- Herr Damm muß sich das Rauchen abgewöhnen, um weitere Risiken und Gefäßveränderungen auszuschalten
- Er sollte in Zukunft eine Diäternährung einhalten, um sein Gewicht weiter zu reduzieren, so daß dadurch sein Herz entlastet ist
- Er muß lernen, mit seiner Freizeit etwas anzufangen, evtl. vorhandene Hobbys zu intensivieren und neuen ruhigen Beschäftigungen nachzugehen, die einen Ausgleich zu seiner beruflichen Tätigkeit darstellen
- Eine gezielte Be- und Entlastung seines Körpers ist notwendig und entscheidend für seine Zukunft
- Er muß lernen, mit seiner Arbeit und mit seinem Streß richtig zu verfahren, damit seine Lebensqualität erhalten bleibt
- Herr Damm muß zur Anschlußheilbehandlung motiviert werden, damit er lernt mit seinem Körper und seinem Beruf in angemessener Weise zu verfahren
- Kontakt zu Selbsthilfegruppen herstellen. Durch die regelmäßigen Treffen kann eine Kontinuität in seiner Lebensführung erreicht werden
- Er soll sich später einer Betroffenen-Sportgruppe anschließen
- Bei allen Veränderungen seiner Lebensführung muß die Familie beteiligt werden

Arbeitshinweise:
1. Vergleichen Sie Ihre Ausarbeitungen mit den hier angebotenen.
2. Überprüfen Sie die obenstehende Analyse hinsichtlich folgender Struktur:
- *Offensichtliche Probleme*
- *Mögliche Probleme*
- *Ressourcen*

Benutzen Sie drei verschiedenfarbige Textmarker, und tragen Sie die Pflegeprobleme unter der jeweiligen Kategorie in das angefügte Formblatt ein.

Analysebogen zu Pflegeproblemen / Ressourcen

Offensichtliche Pflegeprobleme

Mögliche Pflegeprobleme

Ressourcen

Sammlung der Pflegeprobleme / Ressourcen

Offensichtliche Pflegeprobleme

- Starker Raucher (50 Zigaretten / Tag)
- Abhängigkeit vom Pflegepersonal
- Adipositas (115 kg bei 174 cm)
- Starke Schmerzen
- Einschränkung des Aktionsradius durch Bettruhe
- Patient ist krankheitsuneinsichtig

Mögliche Pflegeprobleme

- Patient hat Angst, seine Existenzgrundlage zu verlieren
- Die Krankheit fordert eine gesündere Lebensweise
- Infektion des Subclavia-Katheters
- Diarrhoe durch Abführmittel
- Kreislaufschwankungen / Herzrhythmusstörungen / Reinfarkt
- Starker Husten / Entzugserscheinungen (Er ist starker Raucher)
- Sekundärerkrankungen (Pneumonie, Thrombose, Dekubitus)

Ressourcen

- Er ist intellektuell in der Lage, Argumentationen zu verstehen und für sich umsetzen zu können
- Er ist durch seinen Wunsch nach Selbständigkeit motiviert, am Heilungsprozeß mitzuwirken
- Möglichkeit der Anschlußheilbehandlung und Kontaktaufnahme zu einer Selbsthilfegruppe
- Erfährt durch Monitorüberwachung Sicherheit

Arbeitshinweis:
Vergleichen Sie die obenstehende Auflistung mit Ihren erarbeiteten Punkten.

Beispiele zur Pflegeplanung

Pflegeschwerpunkt: Vorderwandinfarkt

Probleme / Ressourcen	Pflegeziele	Maßnahmen
1. Patient ist krankheitsuneinsichtig	Patient muß verstehen, welche Veränderung sein Körper erfahren hat, um eigene Konsequenzen daraus ableiten zu können	- Aufklärung über Risiken des Rauchens - Informationen über das Krankheitsbild "Herzinfarkt" - Informationen, die über die Zeit des Krankenhausaufenthaltes hinausgehen (Anschlußheilbehandlung, Selbsthilfegruppen, Änderung seiner Lebensweise)
2. Adipositas	Gewichtsreduktion unter Berücksichtigung der Besonderheiten des Krankheitsbildes	- Reduktionskost 1000 kcal, dabei natriumarm und kaliumreich - Informationen über die Auswirkungen der Adipositas auf den Kreislauf - Termin mit der Diätassistentin am ....
3. Durch Bettruhe Dekubitusgefahr	Entstehen eines Dekubitus vermeiden	- Gründliche Körperpflege/Hautpflege - Regelmäßige Kontrolle bei Pflegeverrichtungen - Auflagendruck verteilende Lagerungshilfsmittel (z.B. Schaumstoff) - Motivation zum eigenen Lagewechsel
Ressourcen		
- Er ist intellektuell in der Lage, Argumentationen zu verstehen und für sich umsetzen zu können		
- Motivation, am Heilungsprozeß mitzuwirken		

Arbeitshinweis:
Erweitern Sie die Pflegeplanung durch andere Pflegeprobleme. Benutzen Sie dabei das Formblatt auf der folgenden Seite.

Pflegeplanung

Probleme/Ressourcen	Pflegeziele	Maßnahmen

Pflegebericht

2.30 Uhr

In der Nacht sind mehrfach ventrikuläre Extrasystolen in der Monitoraufzeichnung zu sehen. Herr Damm fühlt sich nicht wohl und schwitzt sehr stark. Er hat zweimal erbrochen.

4.00 Uhr

Herr Damm klagt über starke Schmerzen in der Brust. Der Arzt verordnet ein Analgetikum.

4.15 Uhr

Es traten Salven ventrikulärer Extrasystolen auf, und Herr Damm hatte einen Herzstillstand. Die sofort durchgeführte Reanimation war erfolgreich.

Herr Damm ist intubiert und wird beatmet. Er ist nicht ansprechbar.

Arbeitshinweis:
Bitte erweitern Sie die Pflegeplanung auf dem Formblatt der vorhergehenden Seite um die in dem Pflegebericht aufgeführten Pflegeprobleme.

FALLBEISPIEL 04

Pflege der Patientin Charlotte Geißler

Pflegeschwerpunkt: Pneumonie

FALLBEISPIEL

Frau Charlotte Geißler, 72 Jahre alt, alleinstehend, wurde heute morgen von ihrem Hausarzt in die Innere Abteilung unseres Krankenhauses mit Atemnot und Fieber eingeliefert, nachdem ihre Freundin sie in ihrer Wohnung besucht und zum Hausarzt gefahren hatte.

Frau Geißler ringt sehr stark nach Luft und ist fiebrig verschwitzt. Sie ist ansprechbar, aber das Sprechen bereitet ihr sehr viel Schwierigkeiten. Sie gibt an, daß sie seit zwei Tagen Fieber hat und daß sie annahm, daß sie eine Grippe habe.

Im Röntgenbild sieht man eine Verschattung im Sinne einer Pneumonie. Die Laborbefunde weisen eine massive Leukozytose auf. Das EKG ist altersentsprechend unauffällig.

Die Behandlung, die vom Stationsarzt angeordnet wird, besteht aus einer antibiotischen Therapie und Inhalationen.

Frau Geißler wirkt sehr erschöpft und kann nicht aufstehen. Ihre Haut erscheint sehr trocken und heiß, die Zunge ist borkig belegt, und die Lippen sind leicht zyanotisch. Trotz der durchgeführten Maßnahmen hat sie nachmittags einen sehr starken Temperaturanstieg. Dieser geht mit Schüttelfrost einher.

Arbeitshinweise:
1. Bitte füllen Sie das Stammblatt auf der nächsten Seite aus.
2. Erarbeiten Sie anhand der folgenden Punkte das Fallbeispiel:

- *Psychosoziale Situation*
- *Krankenbeobachtung*
- *Spezielle Pflege*
- *Gesundheitserziehung*
- *Welche Informationen fehlen mir?*

Der Analysebogen befindet sich hinter dem Stammblatt.

Stammblatt

Patient: Name:	Diagnose:
Vorname:	
Straße:	Krankenhauserfahrung:
Wohnort:	
Telefon:	
Beruf: Alter:	

Aufnahmegespräch / Aufnahmeinformation:

Aktivitäten des täglichen Lebens "ATL"

wach sein und schlafen	atmen
sich bewegen	sich sicher fühlen und verhalten
sich waschen und kleiden	Raum und Zeit gestalten - arbeiten und spielen
essen und trinken	kommunizieren
ausscheiden	Kind, Frau, Mann sein
Körpertemperatur regulieren	Sinn finden im Werden, Sein Vergehen

Besondere Wünsche:

Besondere Belastungen:

Analysebogen zum Fallbeispiel

Psychosoziale Situation

Krankenbeobachtung

Spezielle Pflege

Gesundheitserziehung

Welche Informationen fehlen mir?

Analyse zum Fallbeispiel

Psychosoziale Situation

- Hat Frau Geißler Angst, nach dem Krankenhausaufenthalt nicht mehr so gut alleine zurechtzukommen?
- Die Patientin ist alleinstehend
- Sie hat Angst, auf Hilfe angewiesen zu sein
- Sie hat Angst zu ersticken
- Sie hat Angst, ihrem Lebensende entgegenzusehen
- Sie weiß nicht über ihre Diagnose Bescheid
- Sie macht sich um ihre Wohnung Sorgen, die sie fluchtartig verlassen mußte
- Möchte Sie persönliche Gegenstände aus ihrer Wohnung haben?

Krankenbeobachtung

- Frau Geißler ist ansprechbar
- Sie ist sehr geschwächt und das Sprechen fällt ihr schwer
- Sie hat Atemnot und leicht zyanotische Lippen
- Bei der Aufnahme war sie fiebrig verschwitzt, hat ansonsten eine trockene heiße Haut
- Sie hat eine borkig belegte Zunge
- Sie kann nicht aufstehen
- Laborbefunde weisen eine massive Leukozytose auf
- Trotz begonnener Therapie ist ein starker Temperaturanstieg mit Schüttelfrost zu verzeichnen

Spezielle Pflege

- Frau Geißler muß in aller Ruhe über die Behandlung informiert werden (Patientin beruhigen)
- Sie soll Bettruhe einhalten, Anstrengungen vermeiden
- Die Patientin muß im Bett gewaschen werden
- Über eine Nasensonde sollen 2 l Sauerstoff zugeführt werden
- Als Kurzinfusion wird der Patientin dreimal täglich ein Breitbandantibiotikum zugeführt
- Zur Mucolyse, dreimal 20 Tropfen Mucosolvan
- Stündliche Überwachung der Vitalzeichen (Blutdruck und Puls)
- dreimal täglich Temperaturkontrolle
- Wenn Temperatur über 39 Grad C ist, Wadenwickel in ausreichenden Abständen (alle 5 Minuten) erneuern; Füße warm halten
- Ausreichende Flüssigkeitszufuhr (kühlen Tee, Fruchtsäfte anbieten, Infusion auf Anordnung)
- Vitaminzufuhr (evtl. in Infusion)
- Inhalationen nach Anordnung (Patientin benötigt wegen der Infektionsgefahr ein eigenes Gerät)
- dreimal täglich Klopfmassage (Abklopfen mit der hohlen Hand erzeugt Schwingungen, die sich bis in die Lungen fortsetzen, Sekret löst sich, Hustenreiz; Lungenflügel jeweils von unten nach oben abklopfen)
- Atemübungen nach Anleitung durch die Krankengymnastik (Patientin soll lernen das Respirationsvolumen zu vergrößern, z.B. durch das Anheben der Arme)
- Sputumbecher und Zellstoff bereitstellen, zum Ausspucken des Sputums ermutigen
- Oberkörperhochlagerung, zum Schlafen Dehnlage
- Thromboembolieprophylaxe (Antithrombosestrümpfe, Heparin nach Anordnung)
- Mundpflege mit Bepanthenlösung dreimal täglich und nach Bedarf

Gesundheitserziehung

- Frau Geißler soll Informationen erhalten, wie sie sich in Zukunft vor einer erneuten Infektion der Atemwege schützen kann

- **Wichtig ist, daß sich Frau Geißler selbst genügend Zeit gibt, damit die Erkrankung völlig ausheilen kann**
- **Sie muß auf ausgewogene Kost achten (ausreichende Vitamine, Mineralstoffe, vermehrt Frischkost ...)**
- **Sie soll auf ausreichende Flüssigkeitszufuhr achten (evtl. selbst Protokoll führen)**
- **Für ausreichende Luftfeuchtigkeit in der Wohnung sorgen**
- **Bei erneuten Erkältungen frühzeitig den Arzt aufsuchen**
- **Evtl. eigenes Tischinhaliergerät anschaffen**
- **Auch zu Hause Atemübungen machen, um für eine gute Belüftung der Lunge zu sorgen (evtl. ein Rezept für ein Giebelrohr)**

Arbeitshinweise:

1. Vergleichen Sie Ihre Ausarbeitungen mit den hier angebotenen.

2. Überprüfen Sie die obenstehende Analyse hinsichtlich folgender Struktur:

- ***Offensichtliche Probleme***
- ***Mögliche Probleme***
- ***Ressourcen***

Benutzen Sie drei verschiedenfarbige Textmarker, und tragen Sie die Pflegeprobleme unter der jeweiligen Kategorie in das angefügte Formblatt ein.

Analysebogen zu Pflegeproblemen / Ressourcen

Offensichtliche Pflegeprobleme

Mögliche Pflegeprobleme

Ressourcen

Sammlung der Pflegeprobleme / Ressourcen

Offensichtliche Pflegeprobleme

- Das Sprechen bereitet ihr Probleme
- Frau Geißler hat Atemnot
- Patientin hat eine Zyanose
- Patientin hat Fieber und Schüttelfrost
- Frau Geißler hat eine borkig belegte Zunge
- Patientin hat Bettruhe
- Sie ist über ihre Diagnose nicht informiert
- Patientin ist stark geschwächt

Mögliche Pflegeprobleme

- Patientin hat Angst zu ersticken
- Patientin hat Angst zu sterben
- Läßt sich für die Ausheilung der Erkrankung nicht genügend Zeit
- Macht sich um ihre Wohnung Sorgen
- Trinkt nicht genügend Flüssigkeit
- Toleriert Wadenwickel nicht
- Sekundärerkrankungen: Thrombose, Dekubitus, Soor, Parotitis
- Hat Hemmungen Sputum auszuspucken

Ressourcen

- Frau Geißler ist ansprechbar und orientiert
- Konnte sich bislang selbständig versorgen und ist motiviert selbständig zu bleiben
- Frau Geißler beobachtet ihren Körper
- Hat eine Freundin, die sich um sie kümmert
- Bewohnt eine eigene Wohnung

Arbeitshinweis:
Vergleichen Sie die obenstehende Auflistung mit Ihren erarbeiteten Punkten.

Beispiele zur Pflegeplanung

Pflegeschwerpunkt: Pneumonie

Probleme / Ressourcen	Pflegeziele	Maßnahmen
1. Sprechen bereitet Frau Geißler Schwierigkeiten	Frau Geißler soll sich verstanden fühlen	- Auf Gestik, Mimik verstärkt achten - In Ruhe Antworten und Fragen abwarten - Zum Sprechen sitzende Körperhaltung ermöglichen
2. Patientin hat Atemnot	Ohne Not atmen können	- Atemerleichternde Lagerung, Oberkörper leicht erhöht, zum Schlafen Dehnlage - Inhalationen nach Anordnung mit einem Gerät - Zur Befeuchtung der Raumluft zwischenzeitlich das Fenster öffnen, dabei die Patientin vor Zugluft schützen - Klopfmassage dreimal täglich - Atemübungen durch Krankengymnasten - Zum Abhusten ermutigen und Hilfsmittel wie Sputumbecher und Zellstoff bei Bedarf austauschen - Die Freundin um häufigere Besuche bitten - Sicherheit vermitteln, Klingelknopf in greifbare Nähe bringen und fixieren
3. Patientin hat eine Lippenzyanose	Ausreichende Sauerstoffzufuhr	- Sauerstoffzufuhr mittels Nasensonde 2 l/ Minute - Sauerstoff mit sterilem Aqua destillata anfeuchten - Nach Blutgasanalyse die Sauerstoffmenge dosieren
Ressourcen - Ist ansprechbar - Hat eine Freundin		

Arbeitshinweis:
Erweitern Sie die Pflegeplanung durch andere Pflegeprobleme. Benutzen Sie dabei das Formblatt auf der folgenden Seite.

Pflegeplanung

Probleme/Ressourcen	Pflegeziele	Maßnahmen

Pflegebericht

3.25 Uhr

Während der Nachtwache klingelt die Bettnachbarin von Frau Geißler. Sie finden Frau Geißler sitzend im Bett vor. Sie stützt sich mit den Armen ab, und die Sauerstoffsonde liegt auf dem Fußboden.

Frau Geißlers Nachthemd ist mit schaumig eitrigem Auswurf beschmutzt. Mit verwaschener Sprache klagt Frau Geißler über stechende Schmerzen bei der Einatmung. Sie bemerken eine starke Zyanose und vermuten einen Fieberanstieg, als Sie die Stirn der Patientin fühlen.

Nachdem Sie ein Blutdruckgerät und ein Fieberthermometer geholt hatten, liegt Frau Geißler erschöpft auf dem Rücken und röchelt: "Keine Luft. Ich muß sterben."

Arbeitshinweis:
Bitte erweitern Sie die Pflegeplanung auf dem Formblatt der vorhergehenden Seite um die in dem Pflegebericht aufgeführten Pflegeprobleme.

FALLBEISPIEL 05

Pflege des Patienten Karl-Heinz Noss

Pflegeschwerpunkt: Asthma bronchiale

FALLBEISPIEL

Herr Karl-Heinz Noss, 25 Jahre alt, wurde heute mit Asthma bronchiale in die Innere Abteilung unseres Krankenhauses eingeliefert.

Herr Noss leidet an einer sehr starken Atemnot, und er hat eine leichte Lippenzyanose.

Herr Noss sitzt aufrecht auf der Krankentrage und stützt sich mit den Händen ab. Die Schultern sind angezogen. Der Puls ist tachykard (Puls 132 Schläge / Minute) und die Haut ist kalt und feucht.

Herr Noss bekommt noch auf der Krankentrage liegend sofort 2 Liter Sauerstoff pro Minute zugeführt.

Unter Anstrengung erzählt er: "Was ist los? Das ist mir noch nie passiert!"

Herr Noss ist Bäcker und steht jeden Morgen früh auf und geht abends früh zu Bett. Er lebt alleine in einem kleinen Zimmer, nicht unweit der Bäckerei. In der letzten Zeit habe er des öfteren Ärger mit dem Meister gehabt.

Herr Noss wird von starkem Husten gequält, jedoch gelingt es ihm nicht, das zähe Sputum abzuhusten.

Arbeitshinweise:
1. Bitte füllen Sie das Stammblatt auf der nächsten Seite aus.
2. Erarbeiten Sie anhand der folgenden Punkte das Fallbeispiel:

- *Psychosoziale Situation*
- *Krankenbeobachtung*
- *Spezielle Pflege*
- *Gesundheitserziehung*
- *Welche Informationen fehlen mir?*

Der Analysebogen befindet sich hinter dem Stammblatt.

Stammblatt

Patient: Name:	Diagnose:
Vorname:	
Straße:	Krankenhauserfahrung:
Wohnort:	
Telefon:	
Beruf: Alter:	

Aufnahmegespräch / Aufnahmeinformation:

Aktivitäten des täglichen Lebens "ATL"

wach sein und schlafen	atmen
sich bewegen	sich sicher fühlen und verhalten
sich waschen und kleiden	Raum und Zeit gestalten - arbeiten und spielen
essen und trinken	kommunizieren
ausscheiden	Kind, Frau, Mann sein
Körpertemperatur regulieren	Sinn finden im Werden, Sein Vergehen

Besondere Wünsche:

Besondere Belastungen:

Analysebogen zum Fallbeispiel

Psychosoziale Situation

Krankenbeobachtung

Spezielle Pflege

Gesundheitserziehung

Welche Informationen fehlen mir?

Analyse zum Fallbeispiel

Psychosoziale Situation

- Er lebt in einem kleinen Zimmer nicht unweit der Bäckerei, in der er beschäftigt ist
- Er gibt an, daß er in der letzten Zeit häufiger Ärger mit seinem Meister hatte
- Der Patient ist von seinem asthmatischen Anfall überrascht und erlebt Angst und Unsicherheit
- Er steht morgens früh auf und geht abends früh ins Bett
- Asthma bronchiale ist eine Erkrankung, die den Patienten häufig das ganze Leben begleitet

Krankenbeobachtung

- Der Patient hat eine starke Atemnot und eine Lippenzyanose (exspiratorische Dyspnoe)
- Die Lippenzyanose weist auf einen Sauerstoffmangel im Gewebe hin
- Herr Noss sitzt aufrecht auf der Krankentrage und stützt sich mit den Händen ab. Seine Schultern sind angezogen (Atemhilfsmuskulatur, Volumenvergrößerung)
- Das Sprechen bereitet ihm Schwierigkeiten
- Es ist das erste Mal, daß er einen Asthmaanfall hat
- Der Notarzt hat eine Sauerstoffsonde eingelegt und ihm werden 2 l/Min. Sauerstoff zugeführt
- Er muß stark husten, er kann das zähe Sputum nicht abhusten
- Seine Haut ist kalt und feucht
- Tachykardie (132 Schläge / Minute)
- Das Röntgenbild weist eine Lungenüberblähung auf, laut Routinediagnostik sind alle Parameter recht unauffällig

Spezielle Pflege

- Oberkörperhochlagerung und einengende Kleidung ausziehen
- Fenster öffnen
- Patienten zu zweckmäßiger Atmung anhalten; möglichst durch geschlossene Lippen ausatmen - "Lippenbremse" (die Lunge ist schon überbläht und soll nicht noch mehr überbläht werden)
- Nach seinen Wünschen fragen und durch Zuspruch Angst und Unruhe nehmen
- Sauerstoffzufuhr unter Kontrolle der Blutgase (Beobachtungskriterium: Zyanose verschwindet)
- Überwachung der Vitalzeichen
- Inhalation von Alupent-Dosier-Aerosol (maximal 3 Hübe und anschließend die Luft kurz anhalten)
- Medikamentöse Therapie nach Anordnung (evtl. Sekretolytika, Expektorantien, Antitussiva, Antihistaminika, Sedativa, bei schweren Anfällen Kortison)
- In akuter Atemnot den Patienten nicht alleine lassen

Gesundheitserziehung

- Der Patient muß abklären, inwieweit das Mehl als Allergen wirkt
- Herr Noss soll die Beziehung zwischen Asthma und Psyche kennen und mit möglichen Wirkmechanismen leben lernen
- Er soll Streßsituationen vermeiden, da diese einen Asthmaanfall auslösen können
- Er soll Konflikte erkennen und lösen lernen und sie nicht herunterschlucken
- Risikofaktoren, wie Rauchen, sollen vermieden werden
- Bei einer Mehlstauballergie soll Herr Noss auf einen Berufswechsel vorbereitet werden (Umschulung / Weiterbildung)
- Er muß lernen, auch im privaten und häuslichen Bereich die speziellen Allergene zu vermeiden
- Er soll in die Lage versetzt werden, regelmäßiges Atemtraining / Atemgymnastik durchführen zu können
- Dem Patienten Informationen darüber geben, daß die Asthmaneigung mit zunehmendem Alter unter Umständen verschwinden kann

- Er soll den richtigen Umgang mit Hilfsmitteln (Dosier-Aerosol) erlernen und immer eines mit sich führen
- Dem Patienten Informationen und Adressen geben zu Betroffenen-, Selbsthilfegruppen, z.B. Deutsche Allergie- und Asthmahilfe e.V. oder Allergiker- und Asthmatikerbund

Arbeitshinweise:

1. Vergleichen Sie Ihre Ausarbeitungen mit den hier angebotenen.

2. Überprüfen Sie die obenstehende Analyse hinsichtlich folgender Struktur:

- *Offensichtliche Probleme*
- *Mögliche Probleme*
- *Ressourcen*

Benutzen Sie drei verschiedenfarbige Textmarker, und tragen Sie die Pflegeprobleme unter der jeweiligen Kategorie in das angefügte Formblatt ein.

Analysebogen zu Pflegeproblemen / Ressourcen

Offensichtliche Pflegeprobleme

Mögliche Pflegeprobleme

Ressourcen

Sammlung der Pflegeprobleme / Ressourcen

Offensichtliche Pflegeprobleme

- Starke Atemnot
- Leichte Lippenzyanose
- Feuchte, kalte Haut
- Tachykardie (132 Schläge / Minute)
- Starker Husten, kann nicht abhusten
- Ist über das Krankheitsbild nicht informiert

Mögliche Pflegeprobleme

- Hat Angst und ist verunsichert
- Patient hat Erstickungs- und Todesangst
- Macht sich Sorgen um seine Arbeitsstelle
- Kann nicht mit Konflikten und Streß umgehen
- Ist nicht bereit seinen Beruf zu wechseln

Ressourcen

- Lebt selbständig in einer kleinen Wohnung
- Verfügt über einen guten Allgemeinzustand
- Die Routinediagnostik zeigte unauffällige Parameter
- Das Wissen über auslösende Allergene ermöglicht deren Vermeidung

Arbeitshinweis:
Vergleichen Sie die obenstehende Auflistung mit Ihren erarbeiteten Punkten.

Beispiele zur Pflegeplanung

Pflegeschwerpunkt: Asthma bronchiale

Probleme / Ressourcen	Pflegeziele	Maßnahmen
1. Starker Husten, kann nicht abhusten	Kein Hustenreiz, kann abhusten	- Medikamente nach Anordnung (evtl. Sekretolytika, Expektoranten, Antitussiva, Antihistaminika, Sedativa) - Dem Patienten Tee anbieten - Sputumbecher und Zellstoff bereitstellen - Er soll Anstrengungen vermeiden - Oberkörperhochlagerung - Inhalation nach Anordnung - Lungenflügel abklopfen (beide Seiten getrennt, von unten nach oben, mit der Hohlhand)
2. Feuchte, kalte Haut	Angenehme Körpertemperatur	- Warme Waschungen durchführen - Frische Kleidung anziehen - Zusätzliche Decke anbieten - Temperaturkontrolle
3. Ist über das Krankheitsbild nicht informiert	Ist informiert	- Ärzte und Pflegepersonal übernehmen Information strukturiert nach Absprache und auf Nachfrage - Schriftliches Informationsmaterial anbieten
Ressourcen - Ist ansonsten in guter körperlicher Verfassung - Er lebt selbständig		

Arbeitshinweis:
Erweitern Sie die Pflegeplanung durch andere Pflegeprobleme. Benutzen Sie dabei das Formblatt auf der folgenden Seite.

Pflegeplanung

Probleme/Ressourcen	**Pflegeziele**	**Maßnahmen**

Pflegebericht

15.45 Uhr

Herr Noss hat geschellt.

Als Sie ins Zimmer kommen, sitzt Herr Noss kaltschweißig auf der Bettkante.

Er hat sich die Sauerstoffsonde in eine Nasenöffnung gegeben und den Wandspender auf maximale Leistung gedreht. Vor lauter Aufregung nimmt er in Sekundenabständen unzählige Hübe des Dosier-Aerosols.

Herr Noss wirkt unruhig, der Puls ist 146.

Arbeitshinweis:
Bitte erweitern Sie die Pflegeplanung auf dem Formblatt der vorhergehenden Seite um die in dem Pflegebericht aufgeführten Pflegeprobleme.

FALLBEISPIEL 06

Pflege der Patientin Maria Kunze

Pflegeschwerpunkt: Ösophagusvarizenblutung

FALLBEISPIEL

Frau Maria Kunze, 42 Jahre alt, wurde heute morgen mit dem Krankenwagen als Notfall eingeliefert.

Frau Kunze ist seit fünf Jahren arbeitssuchend und war heute morgen, wie jeden Morgen, beim Arbeitsamt. Dort kollabierte Sie im Warteraum und erbrach eine große Menge frischen Blutes.

Der Notarzt stellte eine Ösophagusvarizenblutung fest. Er legte sofort eine Sengstaken-Blakemore-Sonde ein und veranlaßte die sofortige Krankenhauseinweisung.

Frau Kunze macht einen verwahrlosten Eindruck, und man kann deutlich eine "Alkoholfahne" riechen. Ihr Bewußtsein ist getrübt, als sie in die Intensivstation gebracht wird. Sie ist weckbar, aber zeitlich und örtlich desorientiert. Auffällig ist, daß Frau Kunze zwischenzeitlich ausgiebig gähnt.

Der Blutdruck beträgt 80/40 mm HG, der Puls 132 Schläge / Minute. Im Labor ist ein erniedrigter HB-Wert festgestellt worden. Blut zur Blutgruppenbestimmung ist abgenommen, und Erythrozytenkonzentrate werden vom Labor zur Verfügung gestellt.

Arbeitshinweise:
1. Bitte füllen Sie das Stammblatt auf der nächsten Seite aus.
2. Erarbeiten Sie anhand der folgenden Punkte das Fallbeispiel:

- *Psychosoziale Situation*
- *Krankenbeobachtung*
- *Spezielle Pflege*
- *Gesundheitserziehung*
- *Welche Informationen fehlen mir?*

Der Analysebogen befindet sich hinter dem Stammblatt.

Stammblatt

Patient: Name:	Diagnose:
Vorname:	
Straße:	Krankenhauserfahrung:
Wohnort:	
Telefon:	
Beruf: Alter:	

Aufnahmegespräch / Aufnahmeinformation:

Aktivitäten des täglichen Lebens "ATL"

wach sein und schlafen	atmen
sich bewegen	sich sicher fühlen und verhalten
sich waschen und kleiden	Raum und Zeit gestalten - arbeiten und spielen
essen und trinken	kommunizieren
ausscheiden	Kind, Frau, Mann sein
Körpertemperatur regulieren	Sinn finden im Werden, Sein Vergehen

Besondere Wünsche:

Besondere Belastungen:

Analysebogen zum Fallbeispiel

Psychosoziale Situation

Krankenbeobachtung

Spezielle Pflege

Gesundheitserziehung

Welche Informationen fehlen mir?

Analyse zum Fallbeispiel

Psychosoziale Situation

- Frau Kunze befindet sich in einer lebensbedrohlichen Situation
- Frau Kunze lebt alleine
- Sie hat seit fünf Jahren nicht die Möglichkeit zu arbeiten
- Sie ist arbeitssuchend und bislang täglich beim Arbeitsamt vorstellig gewesen
- Ihr äußeres Erscheinungsbild entspricht nicht unserer soziokulturellen Norm, sie macht einen verwahrlosten Eindruck
- Erfährt von der Sozialhilfe Unterstützung
- Erfährt keine Anerkennung im beruflichen Bereich; unsere Gesellschaftsstruktur bietet kaum Ressourcen

Krankenbeobachtung

- Frau Kunze erlebt eine absolute Ausnahmesituation
- Patientin ist 42 Jahre alt
- Sie macht einen verwahrlosten Eindruck (reduzierter Allgemeinzustand)
- Sie riecht nach Alkohol
- Sie ist nach Kollaps bewußtseinsgetrübt, weckbar, aber zeitlich und örtlich nicht orientiert
- Sie gähnt auffallend oft
- Sie erbrach eine große Menge frischen Blutes (Diagnose: Ösophagusvarizenblutung)
- Es liegt eine Sengstaken-Blakemore-Sonde
- Blutdruck 80/40 mm Hg, Puls 132 Schläge / Minute
- Präschock - kaltschweißig und blaß
- Erniedrigter Hämoglobingehalt des Blutes

Spezielle Pflege

- Der Patientin durch angemessene Informationen Sicherheit vermitteln
- Erfragen, ob Frau Kunze Angst oder Schmerzen erlebt
- Intensive Blutdruck- und Pulskontrollen
- Monitorüberwachung
- Bewußtseinskontrolle (Pupillenreaktion, Orientierung, Ansprechbarkeit)
- Kontrolle der Urinausscheidung (Stundenurin; nach Anordnung Blasendauerkatheter legen)
- Intravenösen Zugang schaffen; Legen eines Zentralen Venenkatheters, Kontrolle der Lage, Messen des Zentralen Venendruckes, täglicher Verbandwechsel und Inspektion der Einstichstelle
- Parenterale Zufuhr nach Anordnung (Infusionen, Gerinnungsfaktoren, Erythrozytenkonzentrate)
- Thromboseprophylaxe mittels Antithrombosestrümpfen und Ausstreichen der Beine beim Waschen
- Körperpflege: Die Patientin zunächst von dem erbrochenen Blut säubern, später ausgiebige Ganzkörperwäsche
- Medikamente nach Anordnung (gerinnungsfördernde Mittel, Mittel zur Senkung des portalen Druckes)
- Ausschluß einer möglichen Pneumonie (Aspiration von erbrochenem Blut), Temperaturkontrollen

- *Versorgung der Sengstaken-Blakemore-Sonde*:
  - Sonde an der Nase abpolstern und fixieren
  - Zur Kontrolle des Druckes im Magen- und Ösophagusballon Druckmanometer anschließen und halbstündlich messen (z.B. Druck für die ersten 6 Stunden 35 - 45 mm Hg). Gesenkt wird der Druck nach ärztlicher Anordnung z.B. 6. bis 24. Stunde 30 - 35 mm Hg, ab der 24. Stunde 25 - 30 mm Hg und zur Verhütung von Schleimhautnekrosen den Druck alle 6 Stunden für 5 Minuten auf 0 mm Hg absenken. Die Sonde darf nie länger als 3 Tage liegen bleiben

- *Aspirationsgefahr*:
  - Da Frau Kunze den Speichel nicht schlucken kann, spätestens alle 30 Minuten absaugen

- *Zur Entfernung der Sonde*:
  - Wird der Ösophagusballon zunächst entblockt und 24 Stunden liegengelassen (Voraussetzung die Blutung steht). Die Sonde wird bei gefülltem Magenballon etwas in den Magen vorgeschoben. Steht die Blutung bis zu den nächsten 24 Stunden, kann der Magenballon entleert und die Sonde vorsichtig entfernt werden

- Sorge für weichen Stuhl, damit die Patientin nicht pressen muß
- Darmspülungen durchführen, damit Blut aus dem Magen-Darm-Trakt entfernt wird, und um die Resorption von lebertoxischen Stoffen zu verhindern

Gesundheitserziehung

- Ursachenforschung und Reduzierung des Pfortaderhochdrucks sind oberstes Ziel
- Durch weitestgehende Diagnostik und Aufzeigen möglicher Begleiterkrankungen (Zustand der Leber) soll der Patientin ein realistisches Bild ihres Gesundheitszustandes vermittelt werden
- Der Patientin prognostische Informationen geben und die Wechselbeziehung zwischen Verhaltensweisen und Spätkomplikationen aufzeigen

Arbeitshinweise:

1. Vergleichen Sie Ihre Ausarbeitungen mit den hier angebotenen.

2. Überprüfen Sie die obenstehende Analyse hinsichtlich folgender Struktur:
- *Offensichtliche Probleme*
- *Mögliche Probleme*
- *Ressourcen*

Benutzen Sie drei verschiedenfarbige Textmarker, und tragen Sie die Pflegeprobleme unter der jeweiligen Kategorie in das angefügte Formblatt ein.

Analysebogen zu Pflegeproblemen / Ressourcen

Offensichtliche Pflegeprobleme

Mögliche Pflegeprobleme

Ressourcen

Sammlung der Pflegeprobleme / Ressourcen

Offensichtliche Pflegeprobleme

- Bewußtsein ist getrübt (zeitlich und örtlich desorientiert)
- Patientin befindet sich im Präschock (RR 80/40, Puls 132, Patientin gähnt)
- Patientin ist in lebensbedrohlicher Situation (hat große Menge frisches Blut erbrochen)
- Es liegt eine Sengstaken-Blakemore-Sonde
- Sie ist in einem verwahrlosten Zustand eingeliefert worden
- Patientin scheint alkoholisiert zu sein

Mögliche Pflegeprobleme

- Erlebt aufgrund der lebensbedrohlichen Situation Todesangst
- Frau Kunze schämt sich aufgrund ihres Erscheinungsbildes und ihrer Situation
- Hat einen Zentralen Venenkatheter
- Hat einen Blasendauerkatheter
- Thrombosegefahr als Sekundärerkrankung
- Ulzerationen an den Nasenflügeln
- Aspirationsgefahr (Patientin kann nicht schlucken)
- Haemorrhagischer Schock
- Diarrhoe mit zersetztem Blut
- Alkoholismus / Entzugserscheinungen
- Pneumoniegefahr
- Eingeschränkte Kommunikationsmöglichkeit durch Sonde
- Dislokation der Sengstaken-Blakemore-Sonde und dadurch mechanische Verlegung der Atemwege

Ressourcen

- Frau Kunze ist 42 Jahre alt
- Meldet sich regelmäßig beim Arbeitsamt
- Selbsthilfeorganisationen (Blaues Kreuz, Anonyme Alkoholiker) können Unterstützung bieten
- Erfährt durch Sozialhilfe Unterstützung

Arbeitshinweis:
Vergleichen Sie die obenstehende Auflistung mit Ihren erarbeiteten Punkten.

Beispiele zur Pflegeplanung

Pflegeschwerpunkt: Ösophagusvarizenblutung

Probleme / Ressourcen	Pflegeziele	Maßnahmen
1. Bewußtsein ist getrübt	Patientin ist zeitlich und örtlich orientiert	- Bei allen Pflegetätigkeiten, auch wenn die Patientin nicht bewußtseinsklar erscheint, ihr die Ausführungen erklären - Ihr mitteilen, daß sie sich im Krankenhaus befindet - Ihr Anhaltspunkte geben zu Ort, Zeit und Situation - Sie über das, was passiert ist informieren - Ihr Fragen stellen zur zeitlichen und örtlichen Situation
2. Frau Kunze schämt sich aufgrund ihres Erscheinungsbildes und ihrer Situation	Sie soll sich wohlfühlen	- Sich über eigene Vorurteile klar werden und ihr vorurteilsfrei begegnen - Im Beisein der Patientin keine negativen Äußerungen zu ihrer Situation und ihrem Erscheinungsbild machen - Während der Körperpflege taktvoll und stufenweise vorgehen - Ihr erklären, daß mögliche Durchfälle durch verschlucktes Blut bedingt sind - Information, daß der Dauerkatheter ausschließlich aus therapeutisch-diagnostischen Gründen (Stundenurin) gelegt wurde
3. Blasendauerkatheter **Ressourcen** - Frau Kunze ist 42 Jahre alt - Sie meldet sich regelmäßig beim Arbeitsamt	Infektionsfreier Verlauf	- Blasendauerkatheter unter sterilen Bedingungen legen - Geschlossenes Urinableitungssystem benutzen - Flüssigkeitsbilanzierung durchführen (es muß vermehrt Flüssigkeit zugeführt werden) - Auf ausreichende Ausscheidung Wert legen zur Reduzierung des Infektionsrisikos - Bei der morgendlichen und abendlichen Körperpflege den Katheter mit Wasser und Seife mitreinigen und evtl. Verkrustungen lösen - Auf mögliche Infektionszeichen achten (Erhöhung der Körpertemperatur, Trübung des Urins, Leukozytose) - Den Blasendauerkatheter zum frühestmöglichen Zeitpunkt entfernen

Arbeitshinweis:
Erweitern Sie die Pflegeplanung durch andere Pflegeprobleme. Benutzen Sie dabei das Formblatt auf der folgenden Seite.

Pflegeplanung

Probleme/Ressourcen	Pflegeziele	Maßnahmen

Pflegebericht

14.00 Uhr

Bei der Übergabe wurde festgestellt, daß es Frau Kunze körperlich wesentlich besser geht. Die Blutung scheint zu stehen, und die Kreislaufverhältnisse haben sich stabilisiert. Frau Kunze ist bei vollem Bewußtsein.

Der Druck des Ösophaguskompressionsballons wurde bereits abgelassen, und die Spülung des Magens zeigte kein frisches Blut.

16.30 Uhr

Sie kommen in das Zimmer und stellen fest, daß Frau Kunze an der Bettdecke nestelt und sehr unruhig und ängstlich umherschaut. Sie versucht aufzustehen und redet wirr.

Der Puls ist 120 Schläge / Minute, ihr Blutdruck liegt bei 150/90 mm Hg.

Sie wirkt zusehends erregter und äußert: "Da sind so viele Kaninchen."

Arbeitshinweis:
Bitte erweitern Sie die Pflegeplanung auf dem Formblatt der vorhergehenden Seite um die in dem Pflegebericht aufgeführten Pflegeprobleme.

FALLBEISPIEL 07

Pflege der Patientin Beate Kleeweg

Pflegeschwerpunkt: Niereninsuffizienz

FALLBEISPIEL

Frau Beate Kleeweg, 38 Jahre alt, verheiratet, zwei Kinder, ist vorgestern in unser Krankenhaus eingewiesen worden. Sie hat bereits mehrere Krankenhausaufenthalte in unserer Klinik hinter sich gebracht.

Vor zehn Jahren wurde Frau Kleeweg das erste Mal wegen einer akuten Glomerulonephritis, ausgehend von einer Fokalinfektion, in unserem Hause behandelt. Bislang waren die harnpflichtigen Substanzen und das Kalium nur leicht erhöht.

Der Hausarzt stellte bei den regelmäßigen Kontrollen ansteigende Nierenwerte fest. Die durchgeführte Infusionsurographie zeigte eine Nierenveränderung im Sinne einer Schrumpfniere beidseits.

Frau Kleeweg fühlt sich schlapp, müde, abgeschlagen und nicht mehr leistungsfähig. Auch hatte sie in der Vergangenheit häufig Nasenbluten. Frau Kleeweg sieht blaß aus und das Gesicht, insbesondere die Augenlider, sind ödematös geschwollen. Der Blutdruck beträgt 185/105 mm Hg.

Die Frage einer Dialysebehandlung steht an. Allerdings soll Frau Kleeweg in der Zwischenzeit zunächst konservativ behandelt werden.

Ihr Mann ist als Vertreter berufstätig und tagsüber aus dem Haus. Die zwei schulpflichtigen Kinder werden an drei Tagen in der Woche von einer Nachbarin und an den anderen Tagen der Woche von der Mutter von Frau Kleeweg versorgt. Die Patientin selbst arbeitet fünf Stunden am Tag in ihrem erlernten Beruf als Floristin.

Die ersten Verordnungen: Frau Kleeweg soll einen suprapubischen Blasenkatheter bekommen und der Stundenurin soll festgestellt werden. Das spezifische Gewicht des Urins soll regelmäßig gemessen; ebenso regelmäßig die Vitalzeichenkontrollen durchgeführt werden.

Arbeitshinweise:
1. Bitte füllen Sie das Stammblatt auf der nächsten Seite aus.
2. Erarbeiten Sie anhand der folgenden Punkte das Fallbeispiel:

- *Psychosoziale Situation*
- *Krankenbeobachtung*
- *Spezielle Pflege*
- *Gesundheitserziehung*
- *Welche Informationen fehlen mir?*

Der Analysebogen befindet sich hinter dem Stammblatt.

Stammblatt

Patient: Name:	Diagnose:
Vorname:	
Straße:	Krankenhauserfahrung:
Wohnort:	
Telefon:	
Beruf: Alter:	

Aufnahmegespräch / Aufnahmeinformation:

Aktivitäten des täglichen Lebens "ATL"

wach sein und schlafen	atmen
sich bewegen	sich sicher fühlen und verhalten
sich waschen und kleiden	Raum und Zeit gestalten - arbeiten und spielen
essen und trinken	kommunizieren
ausscheiden	Kind, Frau, Mann sein
Körpertemperatur regulieren	Sinn finden im Werden, Sein Vergehen

Besondere Wünsche:

Besondere Belastungen:

Analysebogen zum Fallbeispiel

Psychosoziale Situation

Krankenbeobachtung

Spezielle Pflege

Gesundheitserziehung

Welche Informationen fehlen mir?

Analyse zum Fallbeispiel

Psychosoziale Situation

- Frau Kleeweg hat Angst vor der Abhängigkeit, die eine Dialysebehandlung für sie bedeuten würde
- Da ihr Mann tagsüber aus dem Haus ist, bleibt es weitestgehend ihre Aufgabe, sich um die zwei schulpflichtigen Kinder zu kümmern
- Sie ist seit zehn Jahren mit ihrer Erkrankung vertraut
- Frau Kleeweg war bislang berufstätig. Wird sie ihren Beruf weiter ausführen können?
- Wie wird sich ihre Erkrankung und die Dialysebehandlung auf die Familie auswirken?
- Sie rechnet mit einer lebenslangen Veränderung
- Da ihr Mann beruflich tagsüber aus dem Haus ist, wird sie sich wahrscheinlich auch in Zukunft um ihre zwei schulpflichtigen Kinder kümmern müssen
- Sie hat Angst, nicht mehr berufstätig sein zu können
- Eine Nachbarin und die Mutter von Frau Kleeweg kümmern sich um die Kinder

Krankenbeobachtung

- Vor zehn Jahren hatte Frau Kleeweg eine Fokalinfektion, aus der eine Glomerulonephritis hervorgegangen ist
- Frau Kleeweg ist schon des öfteren in unserer Klinik als Patientin gewesen
- Der Hausarzt stellte bei regelmäßigen Kontrollen ein Ansteigen der Nierenwerte fest
- Durch eine Infusionsurographie ist eine Schrumpfniere beidseits diagnostiziert worden
- Frau Kleeweg fühlt sich schlapp, müde, abgeschlagen und nicht mehr leistungsfähig
- Sie ist blaß (Anämie) und das Gesicht ist ödematös (renales Ödem) geschwollen
- Der Blutdruck beträgt 185/105 mm Hg
- Frau Kleeweg soll vorerst konservativ behandelt werden

Spezielle Pflege

- Absolute Bettruhe (jegliche Anstrengungen vermeiden)
- Auf Anordnung soll Frau Kleeweg einen suprapubischen Blasenkatheter bekommen. Daraus ergibt sich:
  - Täglicher Verbandwechsel
  - Beurteilung der Einstichstelle auf Entzündungszeichen
  - Urinableitung mittels geschlossenem System
- Mit Hilfe des suprapubischen Blasenkatheters soll die Stundenurinmenge ermittelt werden. Stündliches Ablassen; Menge und Aussehen dokumentieren
- Nach jeder Entnahme das spezifische Gewicht des Urins messen. (Wieviel gelöste Stoffe werden ausgeschieden?)
- Alle 24 Stunden ist eine Flüssigkeitsbilanzierung durchzuführen
- Halbstündliche Kontrolle der Vitalzeichen Blutdruck, Puls, Ansprechbarkeit und Atmung (Blutdruckschwankungen aufgrund der Schrumpfniere und Atemveränderungen aufgrund einer renalen Azidose [*Kußmaul-Atmung*])
- Medikamentöse Therapie (evtl. Diuretika, Digitalis, Antihypertonika, Eisenpräparate)
- Eiweißarme Diät mit hoher biologischer Wertigkeit
- Flüssigkeitszufuhr (Ausscheidungsmenge plus 500 ml)

Gesundheitserziehung

- Der Patientin Informationen über die geplante Dialysebehandlung geben
- Ihr verschiedene Möglichkeiten aufzeigen (stationäre Dialyse, ambulante Dialyse, Heimdialyse)
- Frau Kleeweg wird voraussichtlich lebenslang mit einer Diät und der damit verbundenen Flüssigkeitseinschränkung leben müssen
- Die Patientin mit der Möglichkeit und den Aussichten der Nierentransplantation vertraut machen

- Die Familie soll sich mit den möglichen Umstellungen vertraut machen (eingeschränkter Urlaub, eingeschränkte Arbeitskraft der Mutter und Ehefrau)
- Frau Kleeweg muß sich mit einer Einschränkung ihrer Berufstätigkeit auseinandersetzen
- Sie soll Kontakte aufnehmen zu dialyseabhängigen Mitbetroffenen
- Langfristig soll eine Rehabilitation geplant werden
- Frau Kleeweg soll weitestgehend Risikofaktoren ausschließen (z.B. Analgetikaabusus)

Arbeitshinweise:

1. Vergleichen Sie Ihre Ausarbeitungen mit den hier angebotenen.
2. Überprüfen Sie die obenstehende Analyse hinsichtlich folgender Struktur:
- *Offensichtliche Probleme*
- *Mögliche Probleme*
- *Ressourcen*

Benutzen Sie drei verschiedenfarbige Textmarker, und tragen Sie die Pflegeprobleme unter der jeweiligen Kategorie in das angefügte Formblatt ein.

Analysebogen zu Pflegeproblemen / Ressourcen

Offensichtliche Pflegeprobleme

Mögliche Pflegeprobleme

Ressourcen

Sammlung der Pflegeprobleme / Ressourcen

Offensichtliche Pflegeprobleme

- Frau Kleeweg fühlt sich schlapp, abgeschlagen und wenig leistungsfähig
- Der Blutdruck ist erhöht (185/105 mm Hg)
- Renale Anämie oder Infektanämie (Gesichtsblässe)
- Gesichtsödeme besonders an den Augenlidern
- Sie hatte in der Vergangenheit häufiger Nasenbluten
- Ansteigende Nierenwerte (die harnpflichtigen Substanzen sind erhöht)

Mögliche Pflegeprobleme

- Infektion des suprapubischen Blasenkatheters
- Absolute Bettruhe
- Patientin kommt mit der Flüssigkeitseinschränkung nicht zurecht
- Aufgrund der ansteigenden Nierenwerte zunehmende Bewußtseinseintrübung
- Blutdruckkrisen
- Sie fühlt sich durch die Dialysebehandlung in ihrer Lebensführung beeinträchtigt
- Entgleisung des Flüssigkeitshaushaltes (Lungenödem)
- Aufgrund des anhaltend hohen Blutdrucks Herzfunktionsstörungen und Kopfschmerzen
- Appetitlosigkeit und Magenschmerzen (urämische Gastritis)
- Sekundärerkrankungen wie: Thrombose / Embolie, Dekubitus, Soor / Parotitis

Ressourcen

- Patientin konnte sich schon lange auf die jetzige Situation einstellen
- Sie hat die Verantwortung für ihre zwei Kinder, die die Motivation darstellen, um möglichst schnell nach Hause zu kommen
- Frau Kleeweg ist bislang berufstätig gewesen
- Sie hat einen Ehemann, der ihr Sicherheit vermitteln kann
- Ihre Kinder werden von der Nachbarin und von der Mutter von Frau Kleeweg versorgt
- Das Wissen um eine Transplantation und deren Prognose, die die Lebensqualität sichert

Arbeitshinweis:
Vergleichen Sie die obenstehende Auflistung mit Ihren erarbeiteten Punkten.

Beispiele zur Pflegeplanung

Pflegeschwerpunkt: Niereninsuffizienz

Probleme / Ressourcen	Pflegeziele	Maßnahmen
1. Angst vor der Dialysebehandlung	Einschränkung der Angst durch Information	- Informationen über verschiedene Möglichkeiten der Dialysebehandlung - Informationen zur Transplantation - Bei allen Informationen versuchen, den Ehemann hinzuzuziehen (An Wochenenden ist er meist zu Besuch da) - Kontakt zu einer Betroffenen- oder Selbsthilfegruppe herstellen
2. Oligurie (300 ml Urin in 24 Stunden)	Komplikationen rechtzeitig erkennen und ausschließen	- Flüssigkeitszufuhr auf Ausscheidungsmenge plus 500 ml beschränken - Weiterhin den Stundenurin messen und protokollieren - Das spezifische Gewicht messen - Halbstündliche Kontrollen der Vitalzeichen (Blutdruck und Puls) - Den Bewußtseinszustand beobachten - Atmung verstärkt beobachten (drohendes Lungenödem) - Beobachtung des Körpers auf Zunahme der Ödeme
3. Starkes Krankheitsgefühl	Mögliches Wohlbefinden	- Frau Kleeweg als schwerkranke Patientin akzeptieren - Atmosphäre schaffen, in der Frau Kleeweg über ihr Krankheitsgefühl sprechen kann - Durch gezielte Fragen körperliche Beschwerden in Erfahrung bringen - Bei Schmerzen alternative Hilfen anbieten und ausprobieren (um einen Analgetikaabusus zu vermeiden), z.B. bei Kopfschmerzen eine HWS-Schultermassage - Bei Juckreiz kalte Waschungen durchführen - Körperpflege je nach Situation übernehmen - Bei Übelkeit einüben entspannender Atemtechnik, mehrmals vertieft durch die Nase einatmen und durch den Mund ausatmen - Bei Appetitlosigkeit öfter, trotz der Diät, nach möglicher Wunschkost fragen (z.B. ein Stück Apfel bereitstellen) - Bei Mundgeruch durch den Anstieg der harnpflichtigen Substanzen ständig Mundpflegelösung bereitstellen - Sicherheit vermitteln durch ständige Überwachung der Vitalzeichen
Ressourcen - Patientin konnte sich schon lange auf die jetzige Situation einstellen. - Ihre Kinder werden von der Nachbarin und von der Mutter von Frau Kleeweg versorgt.		

Arbeitshinweis:
Erweitern Sie die Pflegeplanung durch andere Pflegeprobleme. Benutzen Sie dabei das Formblatt auf der folgenden Seite.

Pflegeplanung

Probleme/Ressourcen	Pflegeziele	Maßnahmen

Pflegebericht

18.15 Uhr

Frau Kleeweg ist bereits seit fünf Tagen in der Station. Die konservative Behandlung hat nicht zum gewünschten Erfolg geführt. Die Nierenwerte sind weiterhin schlecht und dazu noch angestiegen.

Probleme bereitet im Moment der sehr hohe Kalium-Wert. Frau Kleeweg hat Herzrhythmusstörungen bekommen.
Heute morgen sind bei der Körperpflege generalisierte Ödeme entdeckt worden.

Sie gehen zur angesetzten Zeit in das Zimmer von Frau Kleeweg und wollen ihr den Blutdruck und den Puls messen. Bei der Visite ist die Patientin auf die Dialysebehandlung und das Anlegen einer Cimino-Brescia-Fistel vorbereitet worden.

Ihr erster Eindruck ist, daß die Patientin niedergeschlagen ist und weint. Die Patientin sagt: "Ich bin völlig fertig. Nun ist es soweit. Jetzt bin ich von so einer Maschine abhängig. Ich habe nur noch die Alternative zu sterben. Und meine Kinder?"

Arbeitshinweis:
Bitte erweitern Sie die Pflegeplanung auf dem Formblatt der vorhergehenden Seite um die in dem Pflegebericht aufgeführten Pflegeprobleme.

FALLBEISPIEL 08

Pflege der Patientin Dagmar Bucherer

Pflegeschwerpunkt: Hepatitis B

FALLBEISPIEL

Frau Dagmar Bucherer, 52 Jahre alt, Hausfrau, wurde vor ungefähr fünf Monaten in unserem Krankenhaus wegen einer Koxarthrose behandelt. Sie bekam eine Endoprothese des Hüftgelenkes. Aufgrund des relativ hohen Blutverlustes waren mehrere Transfusionen erforderlich.

Ihr Ehemann ist als Pförtner bei einer metallverarbeitenden Firma beschäftigt. Er ist aufgrund einer Verletzung, die er sich in der Firma zuzog, schwerbehindert. Seine Frau hat ihn regelmäßig zur Arbeit gefahren. Herr Bucherer fühlt sich noch zu jung, um Rente zu beziehen. In der Zeit, als Frau Bucherer in unserem Krankenhaus operiert wurde, ist Herr Bucherer von der Tochter versorgt worden.

Bei der Aufnahme in die Internistische Ambulanz klagt die Patientin über Übelkeit, Appetitlosigkeit, Abneigung gegen Fett, Kopfschmerzen, Gelenkbeschwerden und einer diffusen Oberbauchsymptomatik. Ein deutlicher Sklerenikterus ist zu sehen. Der Hausarzt wies Frau Bucherer mit der Verdachtsdiagnose Hepatitis B ein.

Sie gab bei der Aufnahme an, daß sie auch nach der Operation, nach längerem Ruhen, immer noch Schmerzen in der Hüfte habe. Die Patientin besucht deshalb regelmäßig eine Gymnastikgruppe. Dort hat sie aufgrund ihrer Erkrankung sehr viele Bekannte / Freunde kennengelernt.

Die durchgeführten Untersuchungen ergaben erhöhte Werte der Transaminasen und das Vorhandensein von HB-Antigen-Körpern. Damit ist die Diagnose Hepatitis B gesichert. Frau Bucherer wurde sofort in die Isolierstation eingewiesen.

Arbeitshinweise:
1. Bitte füllen Sie das Stammblatt auf der nächsten Seite aus.
2. Erarbeiten Sie anhand der folgenden Punkte das Fallbeispiel:

- *Psychosoziale Situation*
- *Krankenbeobachtung*
- *Spezielle Pflege*
- *Gesundheitserziehung*
- *Welche Informationen fehlen mir?*

Der Analysebogen befindet sich hinter dem Stammblatt.

Stammblatt

Patient: Name:	**Diagnose:**
Vorname:	
Straße:	
Wohnort:	**Krankenhauserfahrung:**
Telefon:	
Beruf: Alter:	

Aufnahmegespräch / Aufnahmeinformation:

Aktivitäten des täglichen Lebens "ATL"

wach sein und schlafen	atmen
sich bewegen	sich sicher fühlen und verhalten
sich waschen und kleiden	Raum und Zeit gestalten - arbeiten und spielen
essen und trinken	kommunizieren
ausscheiden	Kind, Frau, Mann sein
Körpertemperatur regulieren	Sinn finden im Werden, Sein Vergehen

Besondere Wünsche:

Besondere Belastungen:

Analysebogen zum Fallbeispiel

Psychosoziale Situation

Krankenbeobachtung

Spezielle Pflege

Gesundheitserziehung

Welche Informationen fehlen mir?

Analyse zum Fallbeispiel

Psychosoziale Situation

- Frau Bucherer hat einen schwerbehinderten Ehemann, den sie regelmäßig zur Arbeit fahren muß
- Sie wird mit einem längeren Krankenhausaufenthalt rechnen müssen
- Eine Einstellung auf die neue Umgebung für längere Zeit wird unumgänglich sein
- Frau Bucherer wird die Kontakte zur Gymnastikgruppe, die ihr viel bedeuten, nur indirekt aufrecht halten können
- Die Patientin wird in einem Einzelzimmer isoliert sein

Krankenbeobachtung

- Die Patientin wurde in unserem Krankenhaus vor fünf Monaten wegen einer Koxarthrose behandelt
- Sie bekam Bluttransfusionen aufgrund des hohen Blutverlustes
- Die Patientin klagt über:
  - Übelkeit
  - Appetitlosigkeit
  - Abneigung gegen Fett
  - Kopfschmerzen
  - Gelenkbeschwerden
  - Diffuse Oberbauchschmerzen
- Sie hat einen Sklerenikterus
- Nach längerem Ruhen hat sie Beschwerden in der operierten Hüfte
- Erhöhung der Transaminasen
- HB-Antigen-Körper sind im Blut vorhanden

Spezielle Pflege

- Frau Bucherer wird in einem Isolierzimmer untergebracht

- *Beobachtungskriterien*:

Puls:	Bradykardie durch angereichertes Bilirubin
Schmerzen:	Spannungsschmerz im rechten Oberbauch, Gelenkschmerzen, Kopfschmerzen
Körpertemperatur:	Meist ist ein mäßiges Fieber vorhanden
Haut:	Ikterus, beginnend mit dem Sklerenikterus; Juckreiz
Stuhl:	Obstipation oder Diarrhoe, heller, acholischer Stuhl
Urin:	Dunkelbrauner Urin mit gelbem Schüttelschaum
Mund:	Belegte Zunge

- Bei Juckreiz wird ein juckreizstillendes Puder angewandt
- Bei Erbrechen und Inappetenz ist eine parenterale Ernährung durchzuführen
- Bei oraler Ernährung ist eine kalorienreiche, vitaminreiche leicht verdauliche Kost zu bevorzugen
- Strenges Alkoholverbot
- Bis die Symptome verschwunden sind, wird Frau Bucherer Bettruhe einhalten müssen
- Eine flache Lagerung ist zu bevorzugen
- Wenn die Patientin es verträgt, können feucht-warme Wickel die Durchblutung des Oberbauches fördern
- Sorgfältige Mundpflege, immer Mundwasser in greifbare Nähe stellen. Nach dem Erbrechen eine Mundpflege mit Unterstützung der Pflegekraft durchführen
- Auf regelmäßige Darmentleerung achten (Obstipation und Diarrhoe können sich abwechseln)
- Dekubitus-, Pneumonie-, Thrombose-, Soor- und Parotitisprophylaxe durchführen
- Bei Hüftbeschwerden Krankengymnastin hinzuziehen

- *Hygienische Maßnahmen*:
  - Patientin muß eine eigene Toilette, eigenes Eßgeschirr benutzen
  - Eßgeschirr muß in einer geeigneten Spülmaschine thermisch desinfiziert werden
  - Beim Betreten des Zimmers ist ein Schutzkittel anzuziehen und die Hände sind zu desinfizieren
  - Mit Blutproben ist sorgsam umzugehen, da eine Infektion über Blut erfolgen kann
  - Bei Blutentnahmen und Manipulationen am venösen Zugang sind Handschuhe zu tragen
  - Urin, Stuhl und Speichel sind als infektiös zu betrachten

Gesundheitserziehung

- Diätetische Beratung durch Diätassistentin veranlassen, damit Frau Bucherer Kenntnis von der diätetischen Lebensweise nach dem Krankenhausaufenthalt bekommt
- Frau Bucherer mitteilen, daß wahrscheinlich ein lebenslanges Alkoholverbot die Konsequenz ihrer Erkrankung ist
- Sie bestärken, in ihrer Gymnastikgruppe weiterhin aktiv zu sein

Arbeitshinweise:

1. Vergleichen Sie Ihre Ausarbeitungen mit den hier angebotenen.

2. Überprüfen Sie die obenstehende Analyse hinsichtlich folgender Struktur:
- *Offensichtliche Probleme*
- *Mögliche Probleme*
- *Ressourcen*

Benutzen Sie drei verschiedenfarbige Textmarker, und tragen Sie die Pflegeprobleme unter der jeweiligen Kategorie in das angefügte Formblatt ein.

Analysebogen zu Pflegeproblemen / Ressourcen

Offensichtliche Pflegeprobleme

Mögliche Pflegeprobleme

Ressourcen

Sammlung der Pflegeprobleme / Ressourcen

Offensichtliche Pflegeprobleme

- Übelkeit
- Appetitlosigkeit / Abneigung gegen Fett
- Kopfschmerzen
- Gelenkbeschwerden
- Diffuse Oberbauchschmerzen
- Nach längerer Ruhe hat die Patientin Beschwerden in der operierten Hüfte
- Bettruhe

Mögliche Pflegeprobleme

- Bradykardie durch angereichertes Bilirubin
- Aufgrund des Ikterus Juckreiz der Haut
- Obstipation oder Diarrhoe
- Erbrechen
- Die Patientin verträgt die feucht-warmen Wickel nicht
- Sekundärerkrankungen wie: Dekubitus, Pneumonie, Thrombose, Soor und Parotitis
- Übertragung der Infektion durch nicht fachgerechtes Verhalten
- Der Ehemann kann sich nicht alleine versorgen
- Gerinnungsstörungen aufgrund der weiteren Ausweitung des Krankheitsbildes
- Übergang der Infektion in eine chronische Hepatitis
- Leberkoma bei der Verlaufsform der nekrotisierenden Hepatitis
- Zunehmende Leber-, Milz- und Halslymphknotenschwellung

Ressourcen

- Frau Bucherer ist immer aktiv gewesen
- Sie hat den Haushalt selbständig versorgt
- Sie hat eigenständig Kontakt zur Gymnastikgruppe aufgenommen
- In der Gymnastikgruppe hat sie viele Freunde und Bekannte kennengelernt
- Der Ehemann von Frau Bucherer kann Verständnis für ihre Situation zeigen
- Die Tochter hat ihren Ehemann bereits versorgt

Arbeitshinweis:
Vergleichen Sie die obenstehende Auflistung mit Ihren erarbeiteten Punkten.

Beispiele zur Pflegeplanung

Pflegeschwerpunkt: Hepatitis B

Probleme / Ressourcen	Pflegeziele	Maßnahmen
1. Übelkeit / Appetitlosigkeit / Abneigung gegen Fett	Ausreichende Nahrungszufuhr	- Medikamentöse Intervention (z.B. Paspertin Tropfen) - Kontakt zur Diätassistentin herstellen und Wunschkost in Erfahrung bringen - Wenn die orale Ernährung nicht möglich ist, parenterale Ernährung mit der Patientin abstimmen und durchführen - Alkoholverbot
2. Diffuse Oberbauchschmerzen	Schmerzlinderung	- Flache Lagerung bevorzugen - Verträglichkeit der feucht-warmen Wickel testen
3. Beschwerden in der operierten Hüfte	Beweglichkeit erhalten	- Krankengymnastin zur Durchführung der krankengymnastischen Übungen bestellen - Patientin auffordern, die erlernten Übungen soweit es geht weiter durchzuführen
Ressourcen - Frau Bucherer ist immer aktiv gewesen - Die Tochter hat ihren Ehemann bereits versorgt		

Arbeitshinweis:
Erweitern Sie die Pflegeplanung durch andere Pflegeprobleme. Benutzen Sie dabei das Formblatt auf der folgenden Seite.

Pflegeplanung

Probleme/Ressourcen	Pflegeziele	Maßnahmen

Pflegebericht

Frau Bucherer befindet sich bereits seit fünf Tagen in unserer Station.

17.30 Uhr

Heute, kurz nach dem Abendessen, hat Frau Bucherer geschellt. Ihr Mann und ihre Tochter sind gerade zu Besuch.

Die Tochter hält eine Nierenschale voll mit Erbrochenem in der Hand. Frau Bucherer liegt völlig erschöpft im Bett und sagt: "Immer dieser Brechreiz und das Brechen. Es macht mich völlig fertig. Das was ich esse, bringe ich auch gleich wieder heraus."

Der dazugerufene Stationsarzt verordnet:

- Legen eines Subclaviakatheters
- Parenterale Ernährung mit 1000 ml 10%iger Glukoselösung per Infusionspumpe über 24 Stunden
- dreimal 20 Tropfen Paspertin

Arbeitshinweis:
Bitte erweitern Sie die Pflegeplanung auf dem Formblatt der vorhergehenden Seite um die in dem Pflegebericht aufgeführten Pflegeprobleme.

FALLBEISPIEL 09

Pflege der Patientin Simone Hochstadt

Pflegeschwerpunkt: HIV Infektion / AIDS

FALLBEISPIEL

Frau Simone Hochstadt, 32 Jahre alt, wird heute mit dem Krankenwagen, liegend, mit schwerem Krankheitsbild ins Krankenhaus eingeliefert und in unsere Station aufgenommen. Der Hausarzt hat im Vorfeld der Aufnahme dem Stationsarzt telefonisch berichtet, daß Frau Simone Hochstadt HIV-positiv ist und nun an schweren opportunistischen Infektionen leidet.

Simone Hochstadt, von Beruf Einzelhandelskauffrau, ist halbtags in einer Boutique angestellt. Sie lebt zusammen mit ihrer Tochter Saskia, vier Jahre alt, in einer Mietwohnung. Saskia besucht einen konfessionellen Kindergarten, wo sie während der Arbeitszeiten ihrer Mutter betreut wird.

Am Aufnahmetag erzählt Frau Hochstadt über ihre Tochter. Sie berichtet: "Saskia ist ebenfalls HIV-positiv. Das ist für mich noch ein größeres Problem als meine eigene Krankheit. Was wird aus Saskia, wenn ich nicht mehr bin?"

Während des Krankenhausaufenthaltes ist Saskia bei der 72-jährigen Großmutter untergebracht.

Frau Hochstadt hat seit ungefähr drei Jahren manifest geschwollene Lymphknoten. Seit zwei Monaten leidet sie an einem starken grippalen Infekt. Sie weist Symptome einer Lungenentzündung auf. Die Schleimhäute in Mund-, Nasen- und Rachenbereich sind stark gerötet und mit Bläschen übersät.

Frau Hochstadt sagt: "Ich habe überhaupt keinen Hunger. Das Essen ist sowieso umsonst. Meistens habe ich eh Durchfall."

Ihre Körpertemperatur beträgt 39,8 Grad C. Sie wirkt schlank, nahezu kachektisch und kann ohne Hilfe nicht zur Toilette gehen.

Arbeitshinweise:
1. Bitte füllen Sie das Stammblatt auf der nächsten Seite aus.
2. Erarbeiten Sie anhand der folgenden Punkte das Fallbeispiel:

- *Psychosoziale Situation*
- *Krankenbeobachtung*
- *Spezielle Pflege*
- *Gesundheitserziehung*
- *Welche Informationen fehlen mir?*

Der Analysebogen befindet sich hinter dem Stammblatt.

Stammblatt

Patient: Name:	Diagnose:
Vorname:	
Straße:	Krankenhauserfahrung:
Wohnort:	
Telefon:	
Beruf: Alter:	

Aufnahmegespräch / Aufnahmeinformation:

Aktivitäten des täglichen Lebens "ATL"

wach sein und schlafen	atmen
sich bewegen	sich sicher fühlen und verhalten
sich waschen und kleiden	Raum und Zeit gestalten - arbeiten und spielen
essen und trinken	kommunizieren
ausscheiden	Kind, Frau, Mann sein
Körpertemperatur regulieren	Sinn finden im Werden, Sein Vergehen

Besondere Wünsche:
Besondere Belastungen:

Analysebogen zum Fallbeispiel

Psychosoziale Situation

Krankenbeobachtung

Spezielle Pflege

Gesundheitserziehung

Welche Informationen fehlen mir?

Analyse zum Fallbeispiel

Psychosoziale Situation

- Frau Hochstadt ist 32 Jahre alt und lebt mit ihrer vierjährigen Tochter zusammen
- Sie übt den Beruf der Einzelhandelskauffrau aus und ist halbtags in einer Boutique angestellt. Wird sie nach dem Krankenhausaufenthalt ihrer Berufstätigkeit weiter nachgehen können? Wird sie ihren Arbeitsplatz behalten?
- Frau Hochstadt ist seit mehr als drei Jahren über ihre Erkrankung informiert. Die manifest geschwollenen Lymphknoten sind häufig erste Anzeichen dafür, daß die über Jahre bestehende HIV-Infektion sich zur Erkrankung AIDS ausbildet. Sie hatte Zeit, sich mit ihrer Erkrankung auseinanderzusetzen
- Ist die 72-jährige Großmutter über alles informiert? Sie wird vermutlich in der aktuellen Situation die Stütze der Familie sein
- Ihre Tochter Saskia ist zunächst bei der Großmutter untergebracht. Dort ist sie versorgt. Wie lange kann die Großmutter die Versorgung ihrer Enkelin Saskia weiterführen?
- Saskia geht in einen konfessionellen Kindergarten, wo sie über den Zeitraum der Berufstätigkeit von Frau Hochstadt versorgt wird und somit die Großmutter ebenfalls bei der Versorgung ein kleines Stück entlastet ist
- Frau Hochstadt stellt sich die Frage nach der Zukunft ihrer Tochter Saskia. Diese Frage scheint zunächst einmal wichtiger zu sein als ihre eigene Zukunft

Spezielle Pflege

Einstellung zu HIV-positiven Patienten
- Grundsätzliche Voraussetzung im Umgang mit HIV-positiven oder im Vollbild AIDS erkrankten Menschen ist die Tatsache, daß sich Pflegende in ihrer Tätigkeit sicher fühlen müssen
- Ein Großteil der Menschen, die HIV-positiv oder im Vollbild erkrankt sind, wissen über ihre Krankheit und den daraus resultierenden Verhaltensweisen oftmals sehr gut Bescheid. Grundsätzlich können Pflegende aber hiervon nicht ausgehen. Voraussetzung für die Arbeit mit HIV-positiven Menschen ist die sachlich fundierte Information und die emotionale Auseinandersetzung mit dem Krankheitsbild
- Bei der Versorgung von Patienten, die HIV-positiv sind oder bereits ein Vollbild der daraus resultierenden Erkrankung AIDS entwickelt haben, sind aus hygienischer Sicht keine anderen Vorsichts- und Pflegemaßnahmen zu treffen als bei einer Hepatitis B

Die Tochter Saskia
- Die regelmäßige medizinisch - pflegerische Betreuung der vierjährigen Saskia in mehrmonatigen Abständen, sowie die sofortige Intervention bei Erkrankungen (Infektionen, grippaler Infekt) muß weiterhin, trotz der Erkrankung der Mutter, gewährleistet werden
- Es ist abzuklären, wer die Pflege bei einer Überforderung der Großmutter übernimmt? Die Sozialarbeiterin ist dann einzuschalten
- Frau Hochstadt macht sich um die Zukunft ihrer Tochter große Sorgen. Patenschaften für HIV-positive Kinder werden durch ambulante Zentren und Selbsthilfegruppen vermittelt. Jedoch stellen diese eine Ausnahme dar. Hierzu sind evtl. Informationen einzuholen und mit der Patientin nach Wunsch zu besprechen

Appetitlosigkeit
- Frau Hochstadt klagt über Appetitlosigkeit und sieht schlank, nahezu kachektisch aus. Ihr ist Wunschkost anzubieten, die kalorien- und vitaminreich zusammengestellt sein soll. Die Diätassistentin ist hinzuzuziehen
- Eine parenterale bzw. extraorale Ernährung nach ärztlicher Verordnung ist in Betracht zu ziehen. Frau Hochstadt wird über die Durchführung informiert

Sicherheit
- Bei Toilettengängen und sonstigen Aktivitäten außerhalb des Bettes ist für Sicherheit zu sorgen. Um Frau Hochstadt vor Stürzen zu bewahren, ist ihr bei der Bewegung Unterstützung zu geben
- Die Patientin soll die Funktion des Patientenrufes kennen und das Gefühl erhalten, daß sie sich jederzeit melden kann

Ausscheiden / Durchfälle
- Die Durchfälle bei an AIDS Erkrankten können massiv sein. Häufigster Erreger ist Candida albicans. Candida-Infektionen und Beläge finden sich sehr früh im Bereich der Mundschleimhaut und des Rachens

- Weitere Ursachen für wässrige Durchfälle können Protozoen, Salmonellen und Campylobacter sein
- Die Patienten können pro Tag bis zu 15 Liter an Flüssigkeit verlieren
- Die Erregersuche erfolgt nach ärztlicher Anordnung
- Bei Frau Hochstadt sind die Häufigkeit und die Menge der verlorenen Flüssigkeit zu dokumentieren und eine Flüssigkeitsbilanz ist durchzuführen
- Die verlorene Flüssigkeit ist durch Infusionen nach Arztverordnung zu substituieren
- Ein Verlust von Kalium muß durch Elektrolytbestimmungen im Blut kontrolliert werden und gegebenenfalls substituiert werden
- Auf Pulsveränderungen (Rhythmusstörungen), bedingt durch eine mögliche Hypokaliämie, ist zu achten. Stündliche Pulskontrollen sind durchzuführen
- Ein zentraler Venenzugang (Subklaviakatheter) wird zur Sicherung der Flüssigkeitszufuhr gelegt. Der zentrale Venendruck (ZVD) wird vierstündlich gemessen

Das Lymphadenopathie-Syndrom
- Das Lymphadenopathie-Syndrom kann über Wochen, Monate, sogar Jahre hinweg bestehen. Bei Frau Hochstadt besteht es bereits seit drei Jahren. Dieses geht einher mit zunächst subfebrilen Temperaturen, die später ansteigen können. Frau Hochstadt hat bei der Aufnahme ins Krankenhaus eine Körpertemperatur von 39,8 Grad C

Das Fieber
- Das Fieber (39,8 Grad C) wird durch fiebersenkende Medikamente nach ärztlicher Anordnung gesenkt
- Halbstündliche Temperaturkontrollen sind notwendig, um den Fieberverlauf zu dokumentieren
- Frau Hochstadt sind kalte, erfrischende Getränke anzubieten
- Unterstützt werden die fiebersenkenden Maßnahmen durch Wadenwickel

Die Herpes simplex Infektion
- Die Schleimhäute von Frau Hochstadt sind im Mund-, Nasen- und Rachenbereich stark gerötet und mit Bläschen übersät. Vermutlich handelt es sich hierbei um eine für das Stadium häufige Herpes simplex Infektion
- Bei der lokalen Versorgung der Schleimhäute sind Handschuhe zu tragen. Sie schützen die Patientin vor weiteren Infektionen in diesem Bereich und schützen das Pflegepersonal
- Medikamente und Salben werden nach ärztlicher Verordnung angewandt (antivirale Agenzien, z.B. Indoxuridin)

Der grippale Infekt
- Der grippale Infekt kann auf eine beginnende Pneumonie (Pneumocystis carinii) hinweisen. Die Pneumocystis carinii wird durch Protozoen verursacht und ist gekennzeichnet durch:
  - Zunehmenden trockenen Husten
  - Erhöhung der Atemfrequenz
  - Sauerstoffmangel mit daraus resultierender Zyanose
  - Herabsetzung der Belastbarkeit der Patienten
- Frau Hochstadt muß auf oben genannte Beobachtungskriterien hin überwacht werden

Vitalzeichen / Atmung / Zyanose
- Bei Frau Hochstadt ist es wichtig, die Vitalzeichen (Atmung, Atemfrequenz, Blutdruck, Puls und Temperatur) engmaschig zu überwachen
- Eine beginnende Zyanose läßt sich an den Lippen und an der Durchblutung der Nagelbetten nachweisen
- Ebenso sind nach ärztlicher Anordnung täglich zwei Blutgasanalysen durchzuführen, und Frau Hochstadt erhält bei Bedarf 2 l Sauerstoff / Minute zugeführt
- Unterstützung der Atmung durch Inhalationen, Atemgymnastik und Lagerung durchführen

Dekubitusprophylaxe
- Die Dekubitusprophylaxe durchführen durch Förderung der Hautdurchblutung und der gründlichen Hautpflege
- Wenn Frau Hochstadt es verträgt, soll sie sich selbst, oder mit Unterstützung, regelmäßig umlagern
- Optimal ist eine 30 Grad Lagerung im halbstündlichen Wechsel. Eine kalorien- und vitaminreiche Kost wirkt unterstützend
- Frische, trockene Kleidung und Bettwäsche gewährleisten

Infektionsprophylaxe
- Die Infektionsprophylaxe dient der Vermeidung einer nosokomialen opportunistischen Infektion bei Frau Hochstadt, deren Immunsystem stark gestört ist. Es sind Kontakt-, Schmier- und Tröpfcheninfektionen zu vermeiden

- Es ist darauf zu achten, daß alle Pflegeutensilien und das Eßgeschirr nicht als Überträgermedium für die Patientin in Betracht kommen
- Bei Pflegeverrichtungen sind unter Umständen Mundschutz, Handschuhe und Schutzkittel (Schutzhaube, Brille) zu tragen
- Bei der Versorgung der von Herpes simplex betroffenen Schleimhautareale sind Handschuhe zu tragen, ebenso bei allen Manipulationen an Anteilen, die eine Verbindung zum Körperinneren schaffen (Injektionen, Venenkatheter, Blutentnahmen)
- Pflegepersonen, die z.B. eine Erkältungskrankheit haben oder eine andere Infektion, dürfen mit der Pflege von Frau Hochstadt nicht betraut werden, damit die Patientin vor weiteren Infektionen geschützt wird

Pneumonieprophylaxe

- Eine Pneumonieprophylaxe ist notwendig, da Frau Hochstadt wahrscheinlich weitestgehend bettlägerig ist und einen grippalen Infekt hat
- Einreibungen, Atemgymnastik und Inhalationen sind durchzuführen
- Eine regelmäßige Anleitung und Aufforderung zur vertieften Ein- und Ausatmung geben

Soor und Parotitisprophylaxe

- Die Soor- und Parotitisprophylaxe wird durchgeführt durch:
  - Eine sorgfältige gründliche Mundpflege
  - Die Anwendung von desinfizierenden Mundpflegelösungen
  - Medikamente nach ärztlicher Verordnung
  - Anregen der Kautätigkeit

Thromboseprophylaxe

- Förderung des venösen Rückflusses durch Anwendung von Antithrombosestrümpfen, deren Paßgenauigkeit durch Ausmessen bestimmt wurde
- Heparinisierung nach ärztlicher Anordnung
- Entstauende Lagerung im Bett durchführen

Gesundheitserziehung

- Frau Hochstadt soll sich weitestgehend vor Erkrankungen und Infektionen schützen. Dies erfordert ein risikoarmes Verhalten
- Zur Erhaltung bzw. Verbesserung ihrer Gesundheit hat das Pflegepersonal zur Aufgabe, die Maßnahmen zur Infektionsprophylaxe reflektiert und peinlich genau auszuführen
- Frau Hochstadt soll Kontakt zu AIDS-Beratungsstellen aufnehmen, falls sie dieses noch nicht getan hat
- Anonyme AIDS-Hilfen und Betroffenengruppen können große Hilfestellung bieten
- Bei Fachkräften im Gesundheitsamt können sanktionslos Informationen eingeholt werden
- Ein informatives Gespräch (Erfahrungsaustausch) über mögliche Infektionsrisiken und -wege (Sexualpraktiken) muß mit Frau Hochstadt vor der Entlassung geführt werden
- Ihr nahes soziales Umfeld soll wissen, daß normale Kontakte im Alltag kein Infektionsrisiko darstellen
- Häufig ist es so, daß Betroffene sich selbst isolieren und nicht an die Öffentlichkeit gehen. Es sind Frau Hochstadt behutsam die Fragen nach sozialen Kontakten, aber auch die Frage nach der Mitarbeit in Selbsthilfegruppen zu stellen
- Das Pflegepersonal und andere beteiligte Personen sollen bei Nadelstichverletzungen und anderen möglichen Infektionen zum Nachweis sofort einen HIV-Antikörpertest durchführen lassen. Nach ca. drei Monaten muß dieser Test wiederholt werden. Nur so kann gegebenenfalls einer Berufsgenossenschaft nachgewiesen werden, daß die betroffene Person zum Zeitpunkt der möglichen Infektion HIV-negativ war

Arbeitshinweise:

1. Vergleichen Sie Ihre Ausarbeitungen mit den hier angebotenen.

2. Überprüfen Sie die obenstehende Analyse hinsichtlich folgender Struktur:

- *Offensichtliche Probleme*
- *Mögliche Probleme*
- *Ressourcen*

Benutzen Sie drei verschiedenfarbige Textmarker, und tragen Sie die Pflegeprobleme unter der jeweiligen Kategorie in das angefügte Formblatt ein.

Analysebogen zu Pflegeproblemen / Ressourcen

Offensichtliche Pflegeprobleme

Mögliche Pflegeprobleme

Ressourcen

Sammlung der Pflegeprobleme / Ressourcen

Offensichtliche Pflegeprobleme

- Frau Hochstadt wird in einem schlechten Allgemeinzustand liegend in das Krankenhaus eingeliefert
- Sie wird die erste Zeit bettlägerig und dadurch in ihrer Selbständigkeit stark eingegrenzt sein
- Die Patientin macht sich Sorgen um die Zukunft ihrer Tochter
- Sie klagt über Appetitlosigkeit und sieht schlank, nahezu kachektisch aus
- Frau Hochstadt ist zu schwach, um alleine zur Toilette zu gehen
- Sie leidet unter starken Durchfällen und verliert Flüssigkeit und Elektrolyte
- Die Patientin hat bei der Aufnahme eine Körpertemperatur von 39,8 Grad C
- Ihre Schleimhäute im Mund-, Nasen- und Rachenbereich sind stark gerötet und mit Bläschen übersät
- Frau Hochstadt leidet unter einem grippalen Infekt

Mögliche Pflegeprobleme

- Die Tochter von Frau Hochstadt erkrankt während ihres Krankenhausaufenthaltes
- Die Großmutter ist mit der Pflege von Saskia überfordert
- Da Frau Hochstadt trotz Wunschkost nichts essen kann, wird möglicherweise eine extraorale oder parenterale Ernährung durchzuführen sein
- Die Patientin stürzt auf dem Weg zur Toilette und zieht sich eine Fraktur zu
- Der Flüssigkeits- und Elektrolytverlust ist massiv
- Aufgrund des Kaliumverlustes bekommt Frau Hochstadt Herzrhythmusstörungen
- Das Fieber läßt sich nicht senken
- Die typischen Symptome der Pneumocystis carinii treten auf
- Frau Hochstadt ist in ihrer Atmung stark eingeschränkt. Eine Sauerstoffunterversorgung mit Zyanose tritt auf
- Die Patientin erwirbt eine nosokomiale opportunistische Infektion
- Im Mundbereich sind soortypische Beläge zu sehen
- Die Patientin hat noch keinen Kontakt zu Selbsthilfegruppen bzw. zu AIDS-Beratungsstellen aufgenommen
- Ihr nahes soziales Umfeld lehnt sie ab
- Sie verliert ihre Anstellung in der Boutique
- Die Patientin ist derart stark isoliert, daß sie niemanden hat, mit dem sie über ihre Probleme sprechen kann

Ressourcen

- Frau Hochstadt hat einen Beruf als Einzelhandelskauffrau und ist halbtags beschäftigt
- Sie wohnt gemeinsam mit ihrer Tochter Saskia in einer Mietwohnung
- Ihre Tochter besucht einen konfessionellen Kindergarten
- Frau Hochstadts Mutter ist 72 Jahre alt und betreut Saskia während des Krankenhausaufenthaltes
- Frau Hochstadt hat sich mit ihrer Erkrankung und der ihrer Tochter auseinandergesetzt

Arbeitshinweis:
Vergleichen Sie die obenstehende Auflistung mit Ihren erarbeiteten Punkten.

Beispiele zur Pflegeplanung

Pflegeschwerpunkt: HIV Infektion / AIDS

Probleme / Ressourcen	Pflegeziele	Maßnahmen

1. Frau Hochstadt klagt über Appetitlosigkeit und sieht schlank, nahezu kachektisch aus	Förderung des Appetits und Sicherheit in der Phase der Bettlägerigkeit	- Wunschkost anbieten, die kalorien- und vitaminreich zusammengestellt ist
		- Die Diätassistentin hinzuziehen
		- Eine parenterale bzw. extraorale Ernährung nach ärztlicher Verordnung in Betracht ziehen. Frau Hochstadt wird über die Durchführung informiert
		- Die Soor- und Parotitisprophylaxe wird durchgeführt durch:
		  - Eine sorgfältige, gründliche Mundpflege
		  - Die Anwendung von desinfizierenden Mundpflegelösungen
		  - Medikamente nach ärztlicher Verordnung
		  - Anregen der Kautätigkeit
		- Die Dekubitusprophylaxe durchführen durch Förderung der Hautdurchblutung und der gründlichen Hautpflege
		  - Wenn Frau Hochstadt es verträgt, soll sie sich oder mit Unterstützung regelmäßig umlagern
		  - Optimal ist eine 30 Grad Lagerung im halbstündlichen Wechsel. Eine kalorien- und vitaminreiche Kost wirkt unterstützend
		  - Frische und trockene Kleidung und Bettwäsche gewährleisten

2. Sie leidet unter starken Durchfällen und verliert Flüssigkeit und Elektrolyte	Flüssigkeits- und Elektrolytverlust einschätzen und Hilfestellung bei der Ausscheidung geben	- Bei Frau Hochstadt sind die Häufigkeit und die Menge der verlorenen Flüssigkeit zu dokumentieren, und eine Flüssigkeitsbilanz wird durchgeführt - Die verlorene Flüssigkeit ist durch Infusionen nach Arztverordnung zu substituieren - Ein Verlust von Kalium muß durch Elektrolytbestimmungen im Blut kontrolliert werden und gegebenenfalls substituiert werden

Probleme / Ressourcen	Pflegeziele	Maßnahmen
		Auf Pulsveränderungen (Rhythmusstörungen), bedingt durch eine mögliche Hypokaliämie, ist zu achten. Stündliche Pulskontrollen sind durchzuführen - Ein zentraler Venenzugang (Subklaviakatheter) wird zur Sicherung der Flüssigkeitszufuhr gelegt. Der zentrale Venendruck (ZVD) wird vierstündlich gemessen - Bei Toilettengängen und sonstigen Aktivitäten außerhalb des Bettes ist für Sicherheit zu sorgen. Um Frau Hochstadt vor Stürzen zu bewahren, ist ihr bei der Bewegung Unterstützung zu geben - Die Patientin soll die Funktion des Patientenrufes kennen und das Gefühl erhalten, daß sie sich jederzeit melden kann
3. Die Patientin macht sich Sorgen um die Zukunft ihrer Tochter	Sicherheit und Perspektive	- Die regelmäßige medizinisch - pflegerische Betreuung der vierjährigen Saskia in mehrmonatigen Abständen, sowie die sofortige Intervention bei Erkrankungen (Infektionen, grippaler Infekt) muß weiterhin, trotz der Erkrankung der Mutter, gewährleistet werden - Es ist abzuklären, wer die Pflege bei einer Überforderung der Großmutter übernimmt. Die Sozialarbeiterin ist dann einzuschalten - Patenschaften für HIV-positive Kinder werden durch ambulante Zentren und Selbsthilfegruppen vermittelt. Hierzu sind Informationen einzuholen und mit der Patientin nach Wunsch zu besprechen
Ressourcen - Frau Hochstadts Mutter ist 72 Jahre alt und betreut Saskia während des Krankenhausaufenthaltes - Frau Hochstadt hat sich mit ihrer Erkrankung und der ihrer Tochter auseinandergesetzt		

Arbeitshinweis:
Erweitern Sie die Pflegeplanung durch andere Pflegeprobleme. Benutzen Sie dabei das Formblatt auf der folgenden Seite.

Pflegeplanung

Probleme/Ressourcen	Pflegeziele	Maßnahmen

Pflegebericht

Frau Hochstadt ist bereits seit zwei Tagen Patientin in der Station.
Die Durchfälle haben zugenommen, und der grippale Infekt hat sich verstärkt.
Die Patientin leidet unter einer Dyspnoe mit Zyanose und Herzrhythmusstörungen, die durch einen Kaliummangel bedingt sind.

6.00 Uhr

Flüssigkeitsbilanzierung:

- Einfuhr: 2300 ml (Infusionen, Trinkmenge)
- Ausfuhr: 4800 ml (Urin, flüssiger Stuhl)

Temperatur:

38,9 Grad C

Puls:

92 Schläge / Minute (unregelmäßig)

Blutdruck:

RR 110/65 mm Hg

Atmung:

Angestrengt und es besteht eine Lippenzyanose

6.30 Uhr

Bei der morgendlichen Pflege der Patientin ist eine handtellergroße Rötung im Steißbereich zu sehen. Frau Hochstadt mußte zur Toilette gehen. Sie hat es aber aufgrund ihrer zunehmenden allgemeinen Schwäche nicht mehr geschafft dorthin zu kommen.

14.25 Uhr

Ihre Tochter Saskia kommt in Begleitung der Großmutter zu Besuch.

15.30 Uhr

Bei der Kontrolle der Vitalzeichen berichtet Frau Hochstadt über den Besuch der Großmutter mit der Tochter. Die Patientin sagt:" Meine Mutter ist mit der Versorgung meiner Tochter völlig überfordert. Im Kindergarten ist etwas durchgesickert, und Saskia darf nicht mehr dorthin."

Arbeitshinweis:
Bitte erweitern Sie die Pflegeplanung auf dem Formblatt der vorhergehenden Seite um die in dem Pflegebericht aufgeführten Pflegeprobleme.

FALLBEISPIEL 10

Pflege des Patienten Werner Schwerte

Pflegeschwerpunkt: Colitis ulcerosa

FALLBEISPIEL

Herr Werner Schwerte, 25 Jahre alt, von Beruf Finanzbeamter, wurde heute durch seinen Hausarzt, der ihn regelmäßig betreut, in die Klinik eingewiesen.

Herr Schwerte lebt alleine in einer Zweizimmerwohnung und hat aufgrund seiner allgemeinen körperlichen Verfassung seit zwei Jahren seine Freizeitaktivitäten (Fußball und Tennis) vernachlässigt. Heute legte er sich nach Feierabend auf sein Bett und schlief dann dort auch bald ein.

Er hat einen erneuten Schub seiner Erkrankung Colitis ulcerosa. Bei der Aufnahme klagt er über schleimig-blutige Durchfälle, ca. 25 bis 30 mal am Tag und über kolikartige Schmerzen bei der Stuhlentleerung seit vier Tagen.

Herr Schwerte sieht blaß, anämisch und abgemagert aus. Wie er mitteilt, fühlt er sich schlapp und nicht mehr leistungsfähig. Während des Aufnahmegesprächs wünscht er, zur Toilette zu gehen. Der Stuhl ist massiv blutig und schleimig. Herr Schwerte hat starke Schmerzen beim Stuhlgang, ist jetzt schweißig, zittrig und muß sich erst einmal hinlegen.

Die angeordnete Therapie sieht vor, daß Herr Schwerte aufgrund des erniedrigten Hb-Wertes Erythrozytenkonzentrate bekommen soll. Er hat die Blutgruppe 0 rh negativ (-). Infusionen mit Vitaminen und eine Teepause sind weitere Verordnungen. Alle Hoffnung auf Besserung setzt der behandelnde Arzt auf Kortikosteroide.

Im Verlauf der nächsten Wochen verbessert sich sein Zustand kaum. Ein doppelläufiger Anus praeter naturalis wird ihm bei einem chirurgischen Konsil vorgeschlagen. Es sind Fistelbildungen festgestellt worden, und die Gefahr der Darmperforation begründet diesen Eingriff.

Arbeitshinweise:
1. Bitte füllen Sie das Stammblatt auf der nächsten Seite aus.
2. Erarbeiten Sie anhand der folgenden Punkte das Fallbeispiel:

- *Psychosoziale Situation*
- *Krankenbeobachtung*
- *Spezielle Pflege*
- *Gesundheitserziehung*
- *Welche Informationen fehlen mir?*

Der Analysebogen befindet sich hinter dem Stammblatt.

Stammblatt

Patient: Name:	Diagnose:
Vorname:	
Straße:	
Wohnort:	Krankenhauserfahrung:
Telefon:	
Beruf: Alter:	

Aufnahmegespräch / Aufnahmeinformation:

Aktivitäten des täglichen Lebens "ATL"

wach sein und schlafen	atmen
sich bewegen	sich sicher fühlen und verhalten
sich waschen und kleiden	Raum und Zeit gestalten - arbeiten und spielen
essen und trinken	kommunizieren
ausscheiden	Kind, Frau, Mann sein
Körpertemperatur regulieren	Sinn finden im Werden, Sein Vergehen

Besondere Wünsche:

Besondere Belastungen:

Analysebogen zum Fallbeispiel

Psychosoziale Situation

Krankenbeobachtung

Spezielle Pflege

Gesundheitserziehung

Welche Informationen fehlen mir?

Analyse zum Fallbeispiel

Psychosoziale Situation

- Der Patient hat seit zwei Jahren seine Freizeitaktivitäten (Fußball und Tennis) vernachlässigt
- Er schläft sehr viel aufgrund seiner körperlichen Verfassung
- Er lebt alleine in einer Zweizimmerwohnung
- Der Hausarzt betreut ihn regelmäßig
- Herr Schwerte sieht aufgrund des schubweisen Verlaufs seiner Erkrankung keine Besserung des Krankheitsbildes
- Die Ursache seines Krankheitsbildes ist noch nicht geklärt

Krankenbeobachtung

- Herr Schwerte hat einen erneuten Schub seiner Erkrankung Colitis ulcerosa
- Seit vier Tagen hat sich das Krankheitsbild manifestiert, welches dann auch zur Aufnahme in unser Krankenhaus führte
- Herr Schwerte klagt über schleimig-blutige Durchfälle und kolikartige Schmerzen bei der Stuhlentleerung
- Er sieht blaß, anämisch und abgemagert aus
- Der Patient fühlt sich schlapp und nicht mehr leistungsfähig
- Er ist nach der Stuhlentleerung verschwitzt und zittrig
- Es haben sich im Dickdarmbereich Fisteln gebildet, und es besteht die Gefahr der Darmperforation

Spezielle Pflege

- Wegen vermuteter psychosozialer Zusammenhänge beim Ausbruch der Erkrankung ist die Vermeidung von Streß und Konflikten anzustreben. Die psychische Beeinflussung des Patienten durch Arzt und Pflegepersonal scheint für den Heilerfolg von Bedeutung zu sein
- Wegen der allgemeinen Schwäche und der Kreislaufprobleme Unterstützung bei / nach der Stuhlentleerung anbieten
- Möglichkeit der umfassenden Intimhygiene anbieten und gegebenenfalls dabei unterstützen
- Häufigkeit sowie Art und Weise der Stuhlentleerung dokumentieren, ebenso seine Befindlichkeit
- Bei blutigem Stuhl den zuständigen Arzt informieren, Menge, Aussehen und Beschaffenheit dokumentieren
- Lokale Kortisonanwendung mittels Klistier (5g Betamethason). Kortison wirkt lokal entzündungshemmend, wobei nicht genau gesagt werden kann, wieviel Kortison resorbiert wird
- Den Patienten auf das Klistier vorbereiten. Er wird es einmal am Tag möglichst abends bekommen
- Wenn das Klistier zu sehr reizt und nicht lange gehalten werden kann, kann durch vorherige Gabe von Buscopan supp. (krampflösende Wirkung) die Verweildauer verlängert werden
- Infusionstherapie (hochkalorische Infusionslösungen, Ausgleich von Veränderungen im Wasser- und Elektrolythaushalt)
- Die Infusionen werden über einen Zentralen Venenkatheter (Subklaviakatheter) zugeführt. Dieser muß regelmäßig verbunden und kontrolliert werden
- Überwachung des Wasser- und Elektrolythaushaltes
- fünfmal täglich Kontrolle von Blutdruck und Puls und bei Bedarf (z.B. nach der Stuhlentleerung)
- dreimal täglich Messung der Körpertemperatur (subfebrile Temperaturen sind möglich)

- Vorgehen bei der Verabreichung von Transfusionen:
  - Nur blutgruppengleiche Transfusionen (Blutgruppe 0 rh negativ (-))
  - Durchführung des Bed-side-Testes
  - Überprüfung und Vergleich der Kontrollnummern
  - Laboraustestungen wie doppelte Kreuzprobe / Verträglichkeitsproben müssen vorliegen
  - Genaue Dokumentation über den Zeitpunkt, Einlaufgeschwindigkeit und Verträglichkeit. Ebenso müssen alle Laborergebnisse und der Bed-side-Test dokumentiert werden
  - Beobachtung des Patienten auf Schüttelfrost (meist das erste Zeichen einer Unverträglichkeit)

- Mit dem Anlegen eines doppelläufigen Anus praeter naturalis wird der Enddarm ruhiggestellt. In dieser Phase kann der Entzündungsprozeß ausheilen. Diese Operation stellt keine endgültige Veränderung dar, der Anus praeter naturalis wird in der Regel nach einem gewissen Zeitraum wieder zurückverlegt
- Intensive Aufklärung des Patienten bezüglich seiner Operation mit dem wichtigen Hinweis, daß die durch die Operation bedingte Veränderung der Stuhlentleerung wieder rückgängig gemacht werden kann
- Aufklärung über weiteres Leben mit dem Anus praeter naturalis nach dem Krankenhausaufenthalt
- Informationen über Hilfsmittel und Pflegeutensilien durch das Stationspersonal, aber auch durch Selbsthilfegruppen
- Ihn mit dem Gedanken an eine psychotherapeutische Behandlung in einer psychosomatischen Klinik vertraut machen und ihn motivieren, nach dem Krankenhausaufenthalt diese zu initiieren
- Ihm mitteilen, daß die Ursache seines Krankheitsbildes möglicherweise sehr eng mit seiner seelischen Verfassung zusammenhängt, und daß in der Psychotherapie eine sorgfältige Abklärung der individuellen Lebensgeschichte mit Berücksichtigung jener Situationen erfolgt, in denen die Krankheit auftrat oder sich verschlimmerte
- Herrn Schwerte über die Behandlungsmöglichkeiten in der psychosomatischen Klinik informieren. Dort können Entspannungsübungen durchgeführt werden. Die das Krankheitsbild zur Auslösung gebrachten seelischen Ursachen können, durch Stärkung der Persönlichkeit und auf dem Wege einer vertieften Einsicht in die individuelle Lebenssituation und -problematik, von ihm erkannt werden. Über diesen Weg werden möglicherweise seine Abwehrkräfte mobilisiert, die dann seine Colitis ulcerosa zur Ausheilung bringen können

Gesundheitserziehung

- Herr Schwerte soll bereits vor der Operation Kontakt zu einem Stomatherapeuten haben, der ihn umfassend über Art, Umgang und Besorgung von Stomahilfsmitteln informiert
- Er soll wissen, daß die Hilfsmittel ein annähernd normales Leben ermöglichen
- Ihn darauf hinweisen, daß er weiterhin regelmäßig seinen Hausarzt aufsucht, der die Fistelbildung und auch die weitere Therapie kontrollieren kann
- Er darf alles essen, was er gut verträgt, d.h. was weder Diarrhöen, Obstipationen noch Blähungen hervorruft
- Es ist ratsam, daß Herr Schwerte bereits im Krankenhaus Kontakt zur Selbsthilfegruppe ILCO bekommt
- Nach dem Krankenhausaufenthalt ist eine Psychotherapie in einer psychosomatischen Klinik in Erwägung zu ziehen
- Herr Schwerte soll vor der Behandlung in der psychosomatischen Klinik den Umgang mit Streß erlernen, mögliche Beziehungsstörungen zu anderen Menschen erkennen und sich damit auseinandersetzen

Arbeitshinweise:
1. Vergleichen Sie Ihre Ausarbeitungen mit den hier angebotenen.
2. Überprüfen Sie die obenstehende Analyse hinsichtlich folgender Struktur:
- *Offensichtliche Probleme*
- *Mögliche Probleme*
- *Ressourcen*

Benutzen Sie drei verschiedenfarbige Textmarker, und tragen Sie die Pflegeprobleme unter der jeweiligen Kategorie in das angefügte Formblatt ein.

Analysebogen zu Pflegeproblemen / Ressourcen

Offensichtliche Pflegeprobleme

Mögliche Pflegeprobleme

Ressourcen

Sammlung der Pflegeprobleme / Ressourcen

Offensichtliche Pflegeprobleme

- Manifestierung eines Schubes der Colitis ulcerosa
- Der Patient sieht keine Besserung seiner Krankheit / seines Zustandes
- Er hat seine Freizeitaktivitäten vernachlässigt (Fußball und Tennis)
- Herr Schwerte hat schleimig-blutige Durchfälle
- Kolikartige Schmerzen bei der Stuhlentleerung (ca. 25 bis 30 mal am Tag)
- Er ist schlapp und nicht mehr leistungsfähig
- Nach der Stuhlentleerung ist er vegetativ in Mitleidenschaft gezogen

Mögliche Pflegeprobleme

- Starker Blutverlust durch massiv blutige Stuhlentleerungen
- Dickdarmperforation in der Folge mit einer Peritonitis einhergehend
- Das Klistier mit Betamethason reizt den Darm so stark, daß der Patient es nicht lange genug halten kann, so daß es keine Wirkung hat
- Der Patient ist dehydriert und der Wasser- und Elektrolythaushalt sind durcheinander
- Der Subklaviakatheter muß aufgrund einer Infektion entfernt werden
- Blutdruckschwankungen, ein instabiler Kreislauf und / oder ein Präschock gefährden den Patienten
- Der Patient zeigt Unverträglichkeitsreaktionen bezüglich der Transfusionen
- Herr Schwerte kann sich mit dem künstlichen Darmausgang nicht einverstanden erklären
- Er hat Angst vor den Konsequenzen, die die Operation nach sich zieht
- Sein Sexualleben wird durch den Anus praeter naturalis möglicherweise beeinträchtigt sein
- Herr Schwerte lehnt den Behandlungsvorschlag in einer psychosomatischen Klinik ab

Ressourcen

- Herr Schwerte ist motiviert, seinen Freizeitaktivitäten nachzugehen
- Er führt sein Leben selbständig
- Er spielt Tennis und Fußball
- Er übt den Beruf des Finanzbeamten aus
- Der Patient wohnt in einer eigenen Wohnung
- Er hat noch die Behandlungsmöglichkeit in einer psychosomatischen Klinik, die möglicherweise Hoffnung in ihm weckt

Arbeitshinweis:
Vergleichen Sie die obenstehende Auflistung mit Ihren erarbeiteten Punkten.

Beispiele zur Pflegeplanung

Pflegeschwerpunkt: Colitis ulcerosa

Probleme / Ressourcen	Pflegeziele	Maßnahmen
1. Er sieht keine Besserung seiner Erkrankung / seines Zustandes. Er ist schlapp und nicht mehr leistungsfähig	Positive Entwicklungen seines Krankheitsbildes sehen und spüren	- Informationen über das Krankheitsbild Colitis ulcerosa geben - Pathophysiologische Zusammenhänge in Verbindung mit seiner Befindlichkeit erklären - Auf Wünsche des Patienten, soweit es möglich ist, eingehen - Vermeidung von Streß und Konflikten (Die psychische Beeinflussung des Patienten durch Arzt und Pflegepersonal scheint für den Heilerfolg von Bedeutung zu sein)
2. Herr Schwerte hat schleimig-blutige Durchfälle	Sicherheit bei der Stuhlentleerung	- Häufigkeit sowie Art und Weise der Stuhlentleerung dokumentieren - Den zuständigen Arzt informieren und Menge und Aussehen dokumentieren - Regelmäßige Laborkontrollen (Blutbild) - Vitalzeichenkontrolle fünfmal täglich (Blutdruck und Puls), darüberhinaus bei Bedarf - Vor, während und nach der Stuhlentleerung Hilfen anbieten - Für ungestörtes Ausscheiden sorgen, evtl eigene Toilette
3. Der Patient hat Angst vor der Anlage des Anus praeter naturalis	Ängste mindern	- Sachinformationen über den Anus praeter naturalis - Mit Herrn Schwerte klären, was auf ihn zukommt (künftige Lebensführung, Sexualität) - Kontakt zu einem Stomatherapeuten herstellen, Informationen über Stomahilfsmittel. Termin: .... - Kontakt zur Selbsthilfegruppe ILCO. Termin: .... - Die Information geben, daß der doppelläufige Anus praeter naturalis in jedem Fall zurückverlegt wird - Sein nahes soziales Umfeld ist bei den Überlegungen mit zu berücksichtigen und evtl. mit einzubeziehen
Ressourcen - Er führt sein Leben selbständig - Er spielt Tennis und Fußball		

Arbeitshinweis:
Erweitern Sie die Pflegeplanung durch andere Pflegeprobleme. Benutzen Sie dabei das Formblatt auf der folgenden Seite.

Pflegeplanung

Probleme/Ressourcen	Pflegeziele	Maßnahmen

Pflegebericht

Herr Schwerte ist seit zweieinhalb Wochen in unserer Station.

Die konservative Behandlung mit Kortison hat keinen Erfolg gezeigt. Weiterhin hat er schleimig-blutigen Stuhlgang (ca. 25 mal am Tag).

Ihm ist neben der zunächst operativ vorgesehenen Therapie die Behandlung in einer psychosomatischen Klinik, ohne weitere Einzelheiten zur Psychotherapie zu nennen, vorgestellt worden. Herr Schwerte meinte dazu: "Ich bin doch nicht verrückt, daß ich in eine solche Klinik muß!?"

Mittels Infusionen ist Herr Schwerte allgemein soweit wiederhergestellt, daß er für eine Operation zum doppelläufigen Anus praeter naturalis vorbereitet ist.

Informationen vom Stomatherapeuten und der Selbsthilfegruppe ILCO hat er bekommen, so daß er ein Bild über seine weitere Lebensführung hat. Er vermittelt den Eindruck, daß er sich mit der Operation innerlich einverstanden erklären kann.

Übermorgen soll Herr Schwerte in die chirurgische Abteilung des Krankenhauses verlegt werden.

7.40 Uhr

Bei der morgendlichen unterstützenden Pflege sagt Herr Schwerte: "Übermorgen ist es soweit. Ich fühle mich bei Ihnen so wohl. Ist es nicht möglich, daß ich bei Ihnen in der Station bleiben kann?"

Arbeitshinweis:
Bitte erweitern Sie die Pflegeplanung auf dem Formblatt der vorhergehenden Seite um die in dem Pflegebericht aufgeführten Pflegeprobleme.

FALLBEISPIEL 11

Pflege des Patienten Klaus Pohl

Pflegeschwerpunkt: Schizophrenie

FALLBEISPIEL

Herr Klaus Pohl, 28 Jahre alt, wurde bereits des öfteren in unserer psychiatrischen Abteilung behandelt. Meist verließ Herr Pohl das Krankenhaus nach ca. acht bis zehn Wochen Behandlungsdauer.

In seinem Beruf als Bankkaufmann konnte er aufgrund seiner häufigen Krankenhausaufenthalte und seiner Unzuverlässigkeit nicht weiterarbeiten. Er ist seit acht Monaten arbeitslos. Seine Mutter ist Hausfrau und sein Vater ist Werkzeugmacher. Er ist der jüngste von seinen drei Geschwistern. Seit ca. sechs Jahren lebt er als Single in seiner eigenen kleinen Wohnung.

Herr Pohl ist jetzt seit 14 Tagen Patient unserer Station und ist mit anderen Patienten und einem Pfleger in der Stationsversammlung.

Herr Pohl will sich am Gespräch beteiligen, merkt aber plötzlich, daß ein Mitpatient, der ihm direkt gegenüber sitzt und ihn schon des öfteren aufdringlich angesprochen hat, etwas sagt, was er augenblicklich denkt und sagen will. Herr Pohl steht unvermittelt auf und verläßt fluchtartig den Raum, aus Angst der andere verfüge über magische Kräfte, mit denen er in seinen Körper eindringen und ihm seine Gedanken entreißen könne.

Herr Pohl ist zunehmend erregt und meint, man würde ihn durch das Schlüsselloch beobachten, und stopft dieses mit einem Taschentuch zu. Er fühlt sich überwältigt, ausgehorcht und als Marionette mißbraucht.

Er lehnt an den folgenden Tagen jegliche Kontaktangebote ab, verweigert die Nahrungsaufnahme, zieht sich ganz in sich zurück und fühlt sich in akuter Gefahr.

Arbeitshinweise:
1. Bitte füllen Sie das Stammblatt auf der nächsten Seite aus.
2. Erarbeiten Sie anhand der folgenden Punkte das Fallbeispiel:

- *Psychosoziale Situation*
- *Krankenbeobachtung*
- *Spezielle Pflege*
- *Gesundheitserziehung*
- *Welche Informationen fehlen mir?*

Der Analysebogen befindet sich hinter dem Stammblatt.

Stammblatt

Patient: Name:	Diagnose:
Vorname:	
Straße:	Krankenhauserfahrung:
Wohnort:	
Telefon:	
Beruf: Alter:	

Aufnahmegespräch / Aufnahmeinformation:

Aktivitäten des täglichen Lebens "ATL"

wach sein und schlafen	atmen
sich bewegen	sich sicher fühlen und verhalten
sich waschen und kleiden	Raum und Zeit gestalten - arbeiten und spielen
essen und trinken	kommunizieren
ausscheiden	Kind, Frau, Mann sein
Körpertemperatur regulieren	Sinn finden im Werden, Sein Vergehen

Besondere Wünsche:
Besondere Belastungen:

Analysebogen zum Fallbeispiel

Psychosoziale Situation

Krankenbeobachtung

Spezielle Pflege

Gesundheitserziehung

Welche Informationen fehlen mir?

Analyse zum Fallbeispiel

Psychosoziale Situation / Krankenbeobachtung

- Herr Klaus Pohl, 28 Jahre alt, war schon des öfteren in unserer psychiatrischen Abteilung, meist mit einer Behandlungsdauer von acht bis zehn Wochen
- Herr Pohl lebt alleine und hat seine Existenzgrundlage verloren
- Herr Pohl ist jetzt seit 14 Tagen auf unserer Station
- Er reagiert ängstlich und ist gespannt
- Seine Reaktionen sind nicht erklärbar (Die "Buntheit" der Symptome gehört zum Krankheitsbild der Schizophrenie und führt zur Unberechenbarkeit der Patienten)
- Der Patient fühlt sich durch Mitpatienten beeinflußt
- Er fühlt sich in seinem Innersten verletzt und bedroht. Dies zeigt sich dadurch, daß Herr Pohl Angst davor hat, daß jemand in seinen Körper eindringen und ihm seine Gedanken entreißen könnte
- Herr Pohl ist gespannt und erregt und sucht eigene Schutzmaßnahmen, er zieht sich in sein Zimmer zurück und verschließt das Schlüsselloch mit einem Taschentuch
- Je nach Einschätzung der Not, in der sich der Patient befindet, muß an Suizidgefährdung gedacht werden
- Er lebt mit Kontakt- und Konzentrationsstörungen, zieht sich zu seinem eigenen Schutz immer mehr zurück und beschäftigt sich immer mehr mit sich selbst
- Er verweigert die Nahrungsaufnahme
- Seine Verletzbarkeitsschwelle ist so herabgesetzt, daß er sich durch Reaktionen der Mitpatienten gefährdet fühlt

Spezielle Pflege

- Sich offen zeigen für die Ängste des Patienten; Ängste und Verzweiflung zulassen
- Der körperliche Zustand von Herrn Pohl soll sich nicht verschlechtern, auf Nahrungsaufnahme soll geachtet werden
- Den Patienten immer wieder zum Essen auffordern, ihm anbieten, im Zimmer essen zu können, obwohl in der psychiatrischen Station gemeinsam gegessen wird
- Auf Wunschkost eingehen, evtl. mit ihm Lebensmittel einkaufen gehen
- Es sollte versucht werden, direkt nach der akuten Situation ein Gespräch über seine Ängste zu führen. Dabei ist es wichtig Verständnis für seine Angst zu zeigen, aber auch eigene Standpunkte müssen aufgezeigt werden ("Ich verstehe, daß es schlimm für Sie ist, wenn Sie meinen, der andere Patient hat Sie in seiner Gewalt. Aber ich sehe das anders als Sie und kann keine wirkliche Gefahr für Sie sehen"). Grundsatzdiskussionen über Sinn und Unsinn, über Wahrheit und Unwahrheit sind zu vermeiden und führen zu weiterem Rückzug und dem Gefühl der Unverstandenheit beim Patienten
- Nach ärztlicher Anordnung auf Medikamenteneinnahme achten, da Patienten in einer solchen Situation in der Regel die Medikamente ablehnen
- Auf suizidale Äußerungen des Patienten achten und im Hinblick darauf mit dem Patienten, den Mitarbeitern und dem Arzt sprechen, evtl. Vorkehrungen treffen (Gegenstände, mit denen er sich verletzen kann, entfernen)
- Entsprechend dem Genesungszustand ist feinfühlig eine Über- oder Unterforderung des Patienten zu vermeiden. Therapeutische Angebote sind von Beginn an verantwortungsbewußt auszuwählen

Gesundheitserziehung

- Auch nach der Entlassung soll Herr Pohl die Medikamente regelmäßig nach ärztlicher Anordnung einnehmen
- Spätestens zu den Entlassungsgesprächen sollen seine Familienangehörigen mit in die Gespräche einbezogen werden
- Herr Pohl soll sich nach dem Krankenhausaufenthalt ambulant weiter behandeln lassen, so daß er unter ständiger psychiatrischer Kontrolle ist und eventuelle schizophrene Krisen rechtzeitig erkannt werden
- Seine Kontaktarmut kann durch den Besuch einer Tagesklink gebessert werden

- Dem Patienten sollen Informationen über Kontaktstellen und Selbsthilfegruppen an die Hand gegeben werden
- Ihm soll verdeutlicht werden, daß bei guter medikamentöser Einstellung und disziplinierter Einnahme der Medikamente ein durchaus geregeltes Leben möglich ist
- Rehabilitative Maßnahmen zur Wiedereingliederung in den Sozial- und Arbeitsprozeß sollen durch den behandelnden Arzt und eine psychosoziale Kontaktstelle in Verbindung mit dem Arbeitsamt veranlaßt werden

Arbeitshinweise:
1. Vergleichen Sie Ihre Ausarbeitungen mit den hier angebotenen.
2. Überprüfen Sie die obenstehende Analyse hinsichtlich folgender Struktur:
- *Offensichtliche Probleme*
- *Mögliche Probleme*
- *Ressourcen*

Benutzen Sie drei verschiedenfarbige Textmarker, und tragen Sie die Pflegeprobleme unter der jeweiligen Kategorie in das angefügte Formblatt ein.

Analysebogen zu Pflegeproblemen / Ressourcen

Offensichtliche Pflegeprobleme

Mögliche Pflegeprobleme

Ressourcen

Sammlung der Pflegeprobleme / Ressourcen

Offensichtliche Pflegeprobleme

- Herr Pohl lebt alleine
- Er hat seine Existenzgrundlage verloren; er ist arbeitslos geworden
- Er reagiert ängstlich und gespannt
- Seine Reaktionen sind vordergründig nicht erklärbar
- Er fühlt sich durch Mitpatienten beeinflußt und bedroht
- Er sucht eigene Schutzmaßnahmen (Isolation im eigenen Zimmer; verstopft das Schlüsselloch)
- Er verweigert die Nahrungsaufnahme

Mögliche Pflegeprobleme

- Suizidgefährdung
- Mangelerscheinung durch Nahrungsverweigerung
- Medikamentenverweigerung
- Überforderung durch therapeutische Angebote
- Unterforderung durch therapeutische Angebote

Ressourcen

- Beruf als Bankkaufmann
- Ist in der Gruppe ansatzweise gesprächsbereit
- Kennt den Tagesablauf und die therapeutischen Angebote durch häufigere Krankenhausaufenthalte
- Hat sich zu einem selbständigen Leben entschieden
- Er hat Familienangehörige (Mutter, Vater und drei Geschwister)
- Selbsthilfegruppen
- Tagesklinik
- Rehabilitation durch Kontaktstelle und Arbeitsamt
- Besitzt eigenen Hausstand

Arbeitshinweis:
Vergleichen Sie die obenstehende Auflistung mit Ihren erarbeiteten Punkten.

Beispiele zur Pflegeplanung

Pflegeschwerpunkt: Schizophrenie

Probleme / Ressourcen	Pflegeziele	Maßnahmen
1. Er reagiert ängstlich und gespannt	In der aktuellen Situation versuchen, ein Gespräch über seine Ängste zu führen um Ängste abzubauen	- Bei den Gesprächen vorsichtig auch eigene Standpunkte vertreten. z.B. "Ich verstehe, daß es schlimm für Sie ist, wenn Sie meinen, der andere Patient hat Sie in seiner Gewalt. Aber ich sehe das anders als Sie und kann keine wirkliche Gefahr für Sie sehen." - Grundsatzdiskussionen über Sinn und Unsinn, Wahrheit und Unwahrheit sind zu vermeiden!
2. Fühlt sich von seinen Mitpatienten bedroht und beeinflußt und isoliert sich	Bedrohung durch Andere abbauen und Isolation abschwächen	- Durch Gespräche (wie unter 1.) Kontakt zu anderen Patienten herstellen - Durch therapeutische Angebote versuchen, Kontakt zu anderen Menschen herzustellen - Besuch durch Familienangehörige jederzeit außerhalb der therapierelevanten Zeiten ermöglichen - Familienangehörige mit dem Therapiekonzept vertraut machen
3. Angenommene Suizidgefährdung	Möglichkeiten zur Durchführung eines Suizides reduzieren; Suizid nach Möglichkeit vermeiden	- Alle scharfkantigen Sachen (Glas, Keramik, Messer, Rasiermesser, Flaschen, etc.), die eine Verletzung ermöglichen, aus dem unmittelbaren Zugriff des Patienten entfernen - Den Patienten verstärkt auf suizidale Äußerungen beobachten - Ausgang nur in Begleitung - Überprüfung der mitgebrachten Geschenke durch Familienangehörige - Fenster verriegeln
Ressourcen - Er hat den Beruf Bankkaufmann erlernt - Er ist in der Gruppe ansatzweise gesprächsbereit		

Arbeitshinweis:
Erweitern Sie die Pflegeplanung durch andere Pflegeprobleme. Benutzen Sie dabei das Formblatt auf der folgenden Seite.

Pflegeplanung

Probleme/Ressourcen	Pflegeziele	Maßnahmen

Pflegebericht

11.30 Uhr

Herr Pohl kommt gerade aus der Beschäftigungstherapie zurück.
Er scheint sich so wie immer zu verhalten.

Um 12.15 Uhr wird das Mittagessen eingenommen. Auf die Frage, wo er das Mittagessen einnehmen möchte, antwortet Herr Pohl: "In meinem Zimmer! Ist ja auch egal!"

Er geht, ohne nach rechts und links zu schauen, in sein Zimmer.

12.15 Uhr

Das Essen wird in sein Zimmer gebracht. Dabei wurde festgestellt, daß Herr Pohl blutüberströmt in seinem Bett liegt.

Er hat sich mit einer Glasscherbe, die er noch in seiner rechten Hand hält, die Pulsadern am rechten und linken Arm aufgeschnitten.

Er sieht blaß / anämisch aus und ist nicht mehr ansprechbar.

Vitalzeichen: RR 70/60 mm Hg; Puls 132.

Arbeitshinweis:
Bitte erweitern Sie die Pflegeplanung auf dem Formblatt der vorhergehenden Seite um die in dem Pflegebericht aufgeführten Pflegeprobleme.

FALLBEISPIEL 12

Pflege der Patientin Klara Krumpholz

Pflegeschwerpunkt: Depression

FALLBEISPIEL

Frau Klara Krumpholz, 52 Jahre alt, Mutter von zwei Kindern, wird wegen Einschlafstörungen, Appetitverlust, Unlust zu allem und wegen Suizidandeutungen stationär aufgenommen. Die Schlafstörungen begannen vor fünf Monaten mit dem Tod ihres Vaters. Die Patientin wird als Frau beschrieben, die vor ihrer Erkrankung lebhaft, kontaktfreudig und tüchtig war.

Jetzt grübelt sie darüber nach, ob sie ihre Kinder und ihren Mann gut versorgt habe. Ist sie darüber endlich eingeschlafen, wacht sie morgens früh auf, fühlt sich matt mit schweren Gliedern und einem Druck auf der Brust, daß sie kaum atmen kann. Der beginnende Tag steht vor ihr wie ein unüberwindbarer Berg, wie eine schwere Last auf dem Rücken. Ihre Gedanken kreisen um ein und dasselbe Thema. Sie macht sich Vorwürfe und denkt darüber nach, ob sie es noch Wert ist, daß ihr Mann sie liebt, da sie ihm doch nur zur Last falle.

Zwei Tage vor der Aufnahme in die Klinik saß sie, nachdem Mann und Kinder aus dem Hause waren, bis zur Rückkehr ihres Mannes am Mittag untätig, wie versteinert in ihrem Stuhl. Es fehlte ihr die Kraft, vom Stuhl aufzustehen und sie kann nicht einmal mehr weinen oder traurig sein. Sie fühlt sich erstarrt, innerlich tot, tief traurig. Alles um sie herum erscheint grau, auch die Blumen und die Sonne. Eine tiefe innere Gleichgültigkeit hat sie überkommen. Ihrem Mann gegenüber äußert sie später:" Mein Leben hat keinen Sinn mehr, das Beste ist, ich wäre tot, dann seid ihr mich los."

Nach Aussagen des Ehemannes der Patientin war der Tod des alten Vaters erwartet. Es war also dadurch keine besondere Belastung gegeben.
Die Ehe verlief bislang glücklich, weder Mann noch Kinder hatten Grund sich über mangelnde Liebe oder Betreuung zu beklagen. Die Patientin sei von je her sehr gewissenhaft und genau gewesen. Nach der Geburt ihres zweiten Kindes habe sie schon einmal eine solche tiefe Depression gehabt.

Arbeitshinweise:
1. Bitte füllen Sie das Stammblatt auf der nächsten Seite aus.
2. Erarbeiten Sie anhand der folgenden Punkte das Fallbeispiel:

- *Psychosoziale Situation*
- *Krankenbeobachtung*
- *Spezielle Pflege*
- *Gesundheitserziehung*
- *Welche Informationen fehlen mir?*

Der Analysebogen befindet sich hinter dem Stammblatt.

Stammblatt

Patient: Name:	Diagnose:
Vorname:	
Straße:	
Wohnort:	Krankenhauserfahrung:
Telefon:	
Beruf: Alter:	

Aufnahmegespräch / Aufnahmeinformation:

Aktivitäten des täglichen Lebens "ATL"

wach sein und schlafen	**atmen**
sich bewegen	**sich sicher fühlen und verhalten**
sich waschen und kleiden	**Raum und Zeit gestalten - arbeiten und spielen**
essen und trinken	**kommunizieren**
ausscheiden	**Kind, Frau, Mann sein**
Körpertemperatur regulieren	**Sinn finden im Werden, Sein Vergehen**

Besondere Wünsche:

Besondere Belastungen:

Analysebogen zum Fallbeispiel

Psychosoziale Situation

Krankenbeobachtung

Spezielle Pflege

Gesundheitserziehung

Welche Informationen fehlen mir?

Analyse zum Fallbeispiel

Psychosoziale Situation / Krankenbeobachtung

- Sie ist Hausfrau und über Tag alleine zu Hause, der Mann arbeitet, und die beiden Kinder sind alt genug und gehen eigene Wege
- Der Sinn des Lebens fehlt ihr, sie fühlt sich als Last für die Familie und äußert Suizidabsichten
- Sie leidet unter Antriebsstörungen und Mitteilungsschwierigkeiten, sie verhält sich introvertiert
- Sie wird zwei Tage nach Manifestierung des Krankheitsbildes in Begleitung ihres Mannes in unsere Klinik eingewiesen
- Die Gefühlsstörungen sind erst vor fünf Monaten nach dem Tod ihres Vaters aufgetreten
- Vor ihrer Erkrankung wird sie vom Mann als lebhaft, kontaktfreudig und tüchtig beschrieben, die Ehe verlief bislang glücklich, so daß weder der Mann noch die Kinder über mangelnde Zuwendung klagen mußten
- Eine ähnliche tiefe Depression hatte sie schon einmal nach der Geburt ihres zweiten Kindes
- Sie ist 52 Jahre alt und erlebt Verlusterlebnisse (Tod ihres Vaters, teilweise Aufgabe als Hausfrau, Mutter, Betreuerin der Familie)
- Die Familie kann sich eventuell nicht damit abfinden, daß sich Frau Krumpholz in psychiatrischer Behandlung befindet
- Sie leidet an massiven Schlafstörungen und fühlt sich kraftlos
- Ihre Wahrnehmung ist eintönig, alles erscheint ihr grau
- Eine tiefe Gleichgültigkeit hat sich in ihr breit gemacht, und sie sieht keinen Sinn mehr in ihrem Leben
- Sie war bislang gewissenhaft, genau und ging pflichtbewußt ihren Aufgaben nach
- Sie leidet an Appetitverlust und äußert einen starken Druck auf ihrer Brust, sie kann kaum atmen

Spezielle Pflege

- Wegen der Suizidäußerungen sollten suizidanregende Gegenstände mit ihrem Einverständnis unter Verschluß genommen werden
- Frau Krumpholz soll zur Behandlung vom Arzt medikamentös eingestellt werden (Antidepressiva, Neuroleptika oder Sedativa)
- Die Patientin soll zur regelmäßigen Medikamenteneinnahme angeregt werden, speziell sollte auch auf das Sammeln von Medikamenten geachtet werden (wegen suizidaler Absichten)
- Ihr Eßverhalten soll unterstützt und beobachtet werden, auf Wunschkost eingehen und zum Essen motivieren
- Sie soll regelmäßig essen, eventuell mit Angehörigen oder Freunden
- Es ist Aufgabe des Pflegepersonals, in einer angstfreien ruhigen Atmosphäre, in der sich die Patientin verstanden fühlt, eine Beziehung herzustellen, die der Depression entgegenwirkt
- Die Patientin nach Möglichkeit ablenken und aufmuntern, sie ins Stationsleben miteinbeziehen, ohne daß sie in der Akutphase Verpflichtungen und Forderungen von seiten der Beschäftigungstherapie, Arbeitstherapie und Stationsküche übernehmen muß
- Im weiteren Stadium einen Therapieplan mit Beschäftigungsangeboten aufstellen
- Teilnahme an Entspannungstraining / Autogenem Training
- Frau Krumpholz anbieten, daß sie sich daran beteiligen kann, um eine Isolation zu vermeiden
- Die Patientin sollte auf ihre Suizidgedanken ärztlicherseits angesprochen werden, um die Intensität der Suizidimpulse transparent zu machen
- Eine engmaschige Beobachtung zur Einschätzung der Situation und ihrer Stimmungslage ist nötig
- Ihr Gespräche anbieten, wenn möglich in erster Linie zuhören
- Dabei sind angemessene Anteile von Lob und Anerkennung wichtig, ihr Selbstbewußtsein soll gestärkt werden, sie soll motiviert werden, um weiter leben zu wollen
- Ihr verdeutlichen, daß man an ihre Fähigkeiten glaubt, diese Krise zu meistern

Gesundheitserziehung

- Eine therapeutische Behandlung bei einem Psychiater mit Routinebesuchen ist ihr anzuraten, eventuell auch mit dem Ehepartner

- Sie muß einsehen und erleben, daß sie nicht alleine diese Probleme hat und somit versuchen, z.B. in Selbsthilfegruppen und mit anderen anvertrauten Therapeuten über ihr Krankheitserleben sprechen zu können
- Ihre Familie, besonders ihr Mann und ihr näheres soziales Umfeld, sollen ihre Erkrankung kennenlernen und entsprechend Hilfe leisten. Sie sollen bei Absprachen über den Tagesablauf (Haushaltshilfe und Therapiemaßnahmen) mitwirken
- Frau Krumpholz soll merken, daß sie ein unverzichtbarer Teil ihrer Familie ist
- Nach ärztlicher Anordnung gehört der Einsatz von Psychopharmaka und deren regelmäßige Einnahme zur Förderung ihrer Gesundheit
- Frau Krumpholz und ihre Familie sollen auf regelmäßige und abwechslungsreiche Ernährung achten
- Frau Krumpholz soll sich neue Aufgaben (Hobbies) suchen, um die Eingliederungs- und Kommunikationsprozesse zu erleichtern
- Sie muß lernen, dazu zu stehen, in psychiatrischer Behandlung zu sein
- Sie soll sich selbst Ziele stecken, die sie alleine oder mit Hilfe erreichen kann, um in ihrem Alltag bestehen zu können
- Mit möglichen Nebenwirkungen der Psychopharmaka muß Frau Krumpholz rechnen, sie muß darüber informiert werden

Arbeitshinweise:

1. Vergleichen Sie Ihre Ausarbeitungen mit den hier angebotenen.

2. Überprüfen Sie die obenstehende Analyse hinsichtlich folgender Struktur:

- *Offensichtliche Probleme*
- *Mögliche Probleme*
- *Ressourcen*

Benutzen Sie drei verschiedenfarbige Textmarker, und tragen Sie die Pflegeprobleme unter der jeweiligen Kategorie in das angefügte Formblatt ein.

Analysebogen zu Pflegeproblemen / Ressourcen

Offensichtliche Pflegeprobleme

Mögliche Pflegeprobleme

Ressourcen

Sammlung der Pflegeprobleme / Ressourcen

Offensichtliche Pflegeprobleme

- Frau Krumpholz hat Einschlaf- und Durchschlafstörungen
- Besonders morgens fühlt sie sich matt mit schweren Gliedern und empfindet einen Druck auf der Brust, so daß sie kaum atmen kann
- Sie macht sich Vorwürfe und fühlt sich wertlos
- Sie äußert Suizidgedanken
- Sie hat Appetitverlust
- Sie kann keine Gefühle äußern wie weinen oder traurig sein
- Sie fühlt sich erstarrt, innerlich tot und tief traurig
- Ihre Wahrnehmung ist eintönig, selbst Blumen und Sonne erscheinen grau

Mögliche Pflegeprobleme

- Frau Krumpholz unternimmt einen Suizidversuch
- Sie magert ab
- Sie isoliert sich weiterhin, auch im Stationsalltag
- Ihre Kinder und ihr Mann wenden sich von ihr ab
- Sie nimmt keine Therapie- und Gesprächstermine wahr
- Sie reagiert mit Nebenwirkungen auf Psychopharmaka
- Sie will die Medikamente nicht einnehmen

Ressourcen

- Frau Krumpholz wird bis zu ihrem Krankenhausaufenthalt als lebhaft, kontaktfreudig und tüchtig beschrieben
- Sie ist sehr gewissenhaft und genau
- Sie hat einen Ehemann und zwei Kinder, in der Familie gab es bislang keine Probleme
- Ihre Ehe verlief bislang glücklich

Arbeitshinweis:
Vergleichen Sie die obenstehende Auflistung mit Ihren erarbeiteten Punkten.

Beispiele zur Pflegeplanung

Pflegeschwerpunkt: Depression

Probleme / Ressourcen	Pflegeziele	Maßnahmen
1. Äußerung von Suizidgedanken	Sicherheit und Wille zum Weiterleben	- Engmaschige Beobachtung zur Einschätzung der Situation und ihrer Stimmungslage - Ihre suizidalen Äußerungen ernst nehmen und nicht abwerten - Suizidanregende Gegenstände mit ihrem Einverständnis unter Verschluß nehmen, Fenster schließen - Ihr Gespräche anbieten, wenn möglich in erster Linie zuhören - Frau Krumpholz soll zur Behandlung vom Arzt medikamentös eingestellt werden (Antidepressiva, Neuroleptika oder Sedativa) - Trauern lassen ist sinnvoller als auf bessere Zeiten hinweisen, schweigen und behutsam antworten ist besser als fragen
2. Ihre Gedanken kreisen um ein und dasselbe Thema	Ablenkung und Beschäftigung	- Raum und Zeit anbieten, Ruhe vermitteln - Ablenkung, Gespräche und Beschäftigungsmöglichkeiten anbieten, keinen Zwang in der Akutphase ausüben - Die Gedanken, denen sie nachgeht, in Gesprächen auffangen, ihre Gedanken ernst nehmen und ihnen Wert beimessen - Frau Krumpholz soll möglichst alle Gedanken äußern - Der Person und ihren Verhaltensweisen mit Akzeptanz begegnen - Im weiteren Verlauf Beschäftigungs- und Arbeitstherapieplan erstellen und auf Teilnahme drängen
3. Ein- und Durchschlafstörungen **Ressourcen** - Sie hat eine intakte Familie - Sie war lebhaft, kontaktfreudig und tüchtig	Geregelter Schlaf	- Medikamentöse Unterstützung (Antidepressiva, Sedativa) - Auf Einnahme der Medikamente drängen - In ihren Ängsten und in ihrer Unruhe kann sie nachts das Pflegepersonal aufsuchen (Angebot) - Für die Schlafstörungen Verständnis zeigen und in Erfahrung bringen, ob sie bereits vor ihrer Erkrankung darunter litt

Arbeitshinweis:
Erweitern Sie die Pflegeplanung durch andere Pflegeprobleme. Benutzen Sie dabei das Formblatt auf der folgenden Seite.

Pflegeplanung

Probleme/Ressourcen	Pflegeziele	Maßnahmen

Pflegebericht

Frau Klara Krumpholz wohnt seit 14 Tagen in ihrer Station. Sie hat ihre Medikamente (Antidepressiva) nach ärztlicher Anordnung regelmäßig genommen.

Während des Aufenthaltes wirkte die Patientin meist abwesend sogar stoisch. Sie hatte keinen Kontakt zu Mitpatienten, und der Kontakt zum Pflegepersonal beschränkte sich auf Notwendigkeiten. Therapieangebote nahm sie nicht wahr.

Seit zwei Tagen löste sich ihre Gestik und Mimik, ihre Körperhaltung wurde offener.

Die tiefe Phase ihrer Depression scheint nun überschritten zu sein.

8.30 Uhr

Heute morgen kommt Frau Krumpholz in den gemeinschaftlichen Frühstücksraum und sagt:" Schwester, heute nacht habe ich gut geschlafen. Kann ich morgen in der Backgruppe mitmachen?"

Arbeitshinweis:
Bitte erweitern Sie die Pflegeplanung auf dem Formblatt der vorhergehenden Seite um die in dem Pflegebericht aufgeführten Pflegeprobleme.

FALLBEISPIEL 13

Pflege des Patienten Henner Stärenbach

Pflegeschwerpunkt: Manie

FALLBEISPIEL

Der 26 jährige Henner Stärenbach wird das dritte Mal mit der Diagnose Manie zwangsweise in die geschlossene psychiatrische Station des Krankenhauses eingewiesen.

Herr Stärenbach ist, wie seine Ehefrau berichtet, schon seit einer Woche auffällig. "Immer im Herbst wird er ganz komisch. Er sagt, jetzt vor Weihnachten müssen wir das Letzte geben. Damit wir unseren Kindern auch was bieten können. Anfang der Woche hat er schon Unmengen von Geschenken gekauft, die wir alle gar nicht gebrauchen können. Zwei Tage war er ganz weg, auch nachts, ich wußte nicht wo er war. Und heute hat er alles kurz und klein geschlagen. Bei uns zu Hause und im Lebensmittelgeschäft, weil die Besitzerin ihm keinen Krimsekt mehr verkaufen wollte. Letztes Jahr war er auch acht Wochen vor Weihnachten im Krankenhaus. Ich bin ganz verzweifelt. Sonst ist er immer so ein lieber Mann und Vater."

Herr Stärenbach hat mit 19 Jahren geheiratet und ist Vater von drei Kindern, sechs, vier und drei Jahre alt.

Aus der Anamnese geht hervor, daß er sich, in seinem unzurechnungsfähigem Zustand, übertrieben verantwortlich für seine Familie fühlt. Da er selber aus einfachen und ärmlichen Verhältnissen kommt und in seiner Anstellung bei einer Gebäudereinigungsfirma nicht sehr viel verdient, kam es bei ihm bisher dreimal zum Kontrollverlust. Er trinkt dann viel Alkohol, vergißt das Essen, wird aggressiv, gibt sinnlos Geld aus, erzählt, er sei der Besitzer seines Betriebes, wird seiner Frau gegenüber sexuell taktlos und braucht tagelang nicht schlafen.

Bei der Aufnahme fällt Herr Stärenbach ständig ins Wort: "Haut doch ab ihr Versager. Jetzt hab ich es endlich geschafft. Kredite brauch ich nicht. Ich habs auf der hohen Kannte. Na du Süße, soll ich dich mal zwischennehmen. So macht Dir's keiner. Ich muß direkt in meinen Betrieb. Sonst läuft da nichts."

Arbeitshinweise:
1. Bitte füllen Sie das Stammblatt auf der nächsten Seite aus.
2. Erarbeiten Sie anhand der folgenden Punkte das Fallbeispiel:

- *Psychosoziale Situation*
- *Krankenbeobachtung*
- *Spezielle Pflege*
- *Gesundheitserziehung*
- *Welche Informationen fehlen mir?*

Der Analysebogen befindet sich hinter dem Stammblatt.

Stammblatt

Patient: Name:	Diagnose:
Vorname:	
Straße:	Krankenhauserfahrung:
Wohnort:	
Telefon:	
Beruf: Alter:	

Aufnahmegespräch / Aufnahmeinformation:

Aktivitäten des täglichen Lebens "ATL"

wach sein und schlafen	atmen
sich bewegen	sich sicher fühlen und verhalten
sich waschen und kleiden	Raum und Zeit gestalten - arbeiten und spielen
essen und trinken	kommunizieren
ausscheiden	Kind, Frau, Mann sein
Körpertemperatur regulieren	Sinn finden im Werden, Sein Vergehen

Besondere Wünsche:

Besondere Belastungen:

Analysebogen zum Fallbeispiel

Psychosoziale Situation

Krankenbeobachtung

Spezielle Pflege

Gesundheitserziehung

Welche Informationen fehlen mir?

Analyse zum Fallbeispiel

Psychosoziale Situation / Krankenbeobachtung

- Herr Henner Stärenbach ist 26 Jahre alt, verheiratet und Vater von drei Kindern, sechs, vier und drei Jahre alt
- Er wird das dritte Mal mit der Diagnose Manie zwangsweise in die psychiatrische Klinik eingewiesen
- Nach den Berichten seiner Ehefrau wurde er immer im Herbst auffällig
- Er will dann seinen Kindern gerade zu Weihnachten etwas bieten
- Er hat Anfang der Woche Unmengen unnützer Geschenke gekauft
- Er wurde aggressiv und hat alles kurz und klein geschlagen
- In seinen störungsfreien Zeiten ist Herr Stärenbach ein lieber Ehemann und Vater
- Er hat mit 19 Jahren geheiratet
- In seinen unzurechnungsfähigen Zuständen fühlt er sich übertrieben verantwortlich für seine Familie
- Er kommt aus einfachen und ärmlichen Verhältnissen
- In seiner Anstellung bei einer Gebäudereinigungsfirma verdient er nicht sehr viel
- In seiner manischen Hochphase gibt er an, sich bestens zu fühlen
- Merkmale seiner manischen Hochphase sind:
  - Er konsumiert gesteigert und unkontrolliert Alkohol
  - Er vergißt das Essen
  - Er wird aggressiv
  - Er gibt sinnlos Geld aus
  - Er ist größenwahnsinnig
  - Er verhält sich seiner Ehefrau und anderen Frauen gegenüber sexuell taktlos
  - Er schläft tagelang nicht
  - Er ist krankheitsuneinsichtig
  - Er lebt in einer unrealistischen Wahrnehmung
  - Er spricht andauernd und in ständigem Themenwechsel
- Durch sein Verhalten leiden die zwischenmenschlichen Beziehungen, und er ruiniert seine Lebensgrundlage und die seiner Familie

Spezielle Pflege

- Auf die Redseligkeit von Herrn Stärenbach nur bedingt eingehen
- Sich von der ansteckenden Fröhlichkeit, Taktlosigkeit, Gereiztheit und Aggressivität nicht mitreißen lassen
- Herrn Stärenbach mit einer Haltung gegenübertreten, die eine Kombination von Distanz, Entschiedenheit und Verständnis darstellt
- Sich nicht durch die Aufdringlichkeiten provozieren lassen
- Ihn trotz der markanten Krankheitsuneinsichtigkeit auf Fehler hinweisen und seine Grenzen aufzeigen, jedoch in der Akutphase Toleranz und Zuwendung deutlich machen
- Seinen Zustand als einen vorübergehenden betrachten
- Herrn Stärenbach nicht zur Symptomfreiheit zwingen
- Ihn vor Außenkontakten schützen
- Ihn vor weiteren Schäden schützen
- Eine feste Bezugsperson stellen
- Versuchen, daß Herr Stärenbach über das Sprechen seine ersten Schritte in Richtung Selbstwahrnehmung macht
- Der Ehefrau signalisieren, daß das Team die Symptome ihres Ehemannes ernstnimmt, und ihr Hilfe anbieten
- Ihm einen geregelten Tagesablauf bieten
- Einen Therapieplan erstellen und auf regelmäßige Besuche achten
- Ärztliche Verordnung der medikamentösen Therapie
- Auf regelmäßige Medikamenteneinnahme achten (Neuroleptika, Lithium)
- Für einen regelmäßigen Schlaf sorgen
- Stützende Gespräche anbieten und versuchen, Bereiche herauszuarbeiten, die für den Patienten eine Belastung darstellen
- Psychologische Unterstützung sichern

- Der große Teil der therapeutischen Arbeit muß in der Remission stattfinden, wobei es sinnvoll ist, den Grundstein schon in der akuten Phase zu legen
- Versuchen, den Aktivitätendrang mit Bewegungs- und Werktherapeuten abzufangen
- Einbeziehung des Sozialarbeiters, der sich um die begangenen Schäden kümmert (z.B. im Lebensmittelgeschäft und in der Bank) und Lösungen mit den jeweiligen Instanzen erarbeitet
- Die Ehefrau und gegebenenfalls das beteiligte Umfeld mit in die Therapie einbeziehen, über seine Krankheit informieren und evtl. mögliche Verhaltensregeln aufzeigen (langfristig ist die Arbeit mit dem soziokulturellen Umfeld genauso wichtig wie die Arbeit mit Herrn Stärenbach selber)
- Mögliche Neben- oder Ursachenerkrankungen sollen diagnostisch abgeklärt werden

Gesundheitserziehung

- Herr Stärenbach soll während und nach dem Krankenhausaufenthalt die Möglickeit haben, sich über Ursache und Reaktionszusammenhänge Gedanken zu machen, hierbei sollen ihm therapeutische Hilfen eröffnet werden, um die Wahrscheinlichkeit eines Rückfalls zu reduzieren
- Er soll Informationen zu seinem Krankheitsbild erhalten, damit er krankheitseinsichtig wird
- Ihn darüber aufklären, daß das Syndrom der Manie eine enge Verbindung zur periodischen Depression aufweist
- Er soll sich verdeutlichen, welche Reaktionen, Verhaltensweisen und Symptome auf eine manische Hochphase hinweisen
- Herr Stärenbach soll möglichst den Tag- Nachtrhythmus einhalten
- Finanzielle Auswirkungen seiner Hochphase soll er zunächst mit Hilfe, später alleine ausgleichen
- Herrn Stärenbach Möglichkeiten der Rezidivprophylaxe (Vorsorge gegen einen Rückfall) aufzeigen, z.B. mit dem Medikament Lithium. Lithium kann das Wiederauftreten erneuter Krankheitsphasen verhindern bzw. einschränken. Es muß auch im freien Intervall der Erkrankung eingenommen werden. Hierzu ist die aktive Mitarbeit des Patienten notwendig. Der Entschluß zur Therapie sowie das nötige Durchhaltevermögen für die regelmäßige Tabletteneinnahme ist gefordert, da der rückfallverhindernde Schutz nur so lange anhält, wie behandelt wird. Eine erfolgreiche Therapie umfaßt mehrere Jahre
- Herr Stärenbach muß regelmäßig zur Bestimmung des Lithiumspiegels gehen. Diese Kontrollen müssen anfangs engmaschig und nach gelungener Einstellung in Abständen von ein bis drei Monaten durchgeführt werden. Auf mögliche Nebenwirkungen ist hinzuweisen, z.B. Übelkeit, Schmerzen in der Magengegend, vermehrter Durst, vermehrtes Wasserlassen oder Gewichtszunahme
- Vor drastischen Abmagerungskuren muß gewarnt werden
- Herrn Stärenbach darüber aufklären, daß bei fehlender Behandlung seiner Erkrankung ein Verlust seiner persönlichen und psychosozialen Kompetenz eintritt
- Der Ehefrau und dem nahen sozialen Umfeld von Herrn Stärenbach sollen die Möglichkeit und die Dringlichkeit einer Integration in die soziale Therapie aufgezeigt werden. Persönliche Standpunkte, Rollen und Verhaltensweisen sollen überdacht und gegebenenfalls neue konzipiert werden
- Seine während der Krankheitsphase entstandenen Mißstände dürfen ihm nicht als sekundäre Behinderung in der Gesundheitsphase angelastet werden
- Seine Ehefrau und sein nahes Umfeld sollen auf mögliche auffällige Verhaltensänderungen achten, und Herrn Stärenbach zur Not auch ohne seine Zustimmung zur ärztlichen Behandlung zwingen, um größeren Schaden zu vermeiden. Herr Stärenbach muß während seiner Gesundheitsphase über diesen Mechanismus aufgeklärt sein
- Herr Stärenbach kann Kontakt aufnehmen zum Dachverband Psychosozialer Hilfsvereinigungen e.V. oder zu örtlich angesiedelten Hilfsorganisationen, um Unterstützung im ambulanten Bereich zu erfahren

Arbeitshinweise:
1. Vergleichen Sie Ihre Ausarbeitungen mit den hier angebotenen.
2. Überprüfen Sie die obenstehende Analyse hinsichtlich folgender Struktur:
- *Offensichtliche Probleme*
- *Mögliche Probleme*
- *Ressourcen*

Benutzen Sie drei verschiedenfarbige Textmarker, und tragen Sie die Pflegeprobleme unter der jeweiligen Kategorie in das angefügte Formblatt ein.

Analysebogen zu Pflegeproblemen / Ressourcen

Offensichtliche Pflegeprobleme

Mögliche Pflegeprobleme

Ressourcen

Sammlung der Pflegeprobleme / Ressourcen

Offensichtliche Pflegeprobleme

- Herr Stärenbach ist momentan krankheitsuneinsichtig
- Er ist hyperaktiv
- Er schläft kaum
- In seinem unzurechnungfähigen Zustand fühlt er sich übertrieben verantwortlich für seine Familie
- Er lebt in einer unrealistischen Wahrnehmung
- Er wird aggressiv
- Er gab sinnlos Geld aus und kaufte lauter unnütze Geschenke
- Er spricht ununterbrochen in dauerndem Themenwechsel
- Zwischenmenschliche Beziehungen leiden unter seiner Erkrankung
- Er vergißt das Essen
- Er hält sich für den Besitzer des Betriebes, in dem er angestellt ist
- Er wird seiner Frau und anderen Frauen gegenüber sexuell taktlos

Mögliche Pflegeprobleme

- Herr Stärenbach bleibt weiter krankheitsuneinsichtig
- Seine manische Hochphase verlängert sich massiv
- Er verfällt in tiefe Depression
- Seine Ehefrau lehnt ihn ab
- Personen aus seinem Umfeld lehnen ihn massiv ab
- Herr Stärenbach provoziert das Pflegepersonal und Mitpatienten durch seine Aufdringlichkeit und übertriebene Heiterkeit
- Der angerichtete finanzielle Schaden ist irreparabel für die Familie
- Er kann nicht schlafen
- Er verweigert die Nahrung
- Er verweigert die Medikamente
- Er paßt sich dem Tagesablauf in der Station nicht an
- Er lehnt jede therapeutische Arbeit ab
- Er verläßt unbeaufsichtigt die Station/Klinik
- Er lernt, seine gesunden Anteile nicht zu nutzen
- Er setzt sich nicht mit seiner Erkrankung auseinander

Ressourcen

- Durch den stationären Aufenthalt erfährt Herr Stärenbach und seine Familie erstmal Sicherheit
- Seine Ehefrau bezeichnet ihn im Alltag als lieben Ehemann und Vater
- Unter kontrollierter Behandlung hat Herr Stärenbach gute Aussichten auf dauerhafte Besserung/Stabilisierung seines Zustandes
- Er hatte bislang eine gesicherte Arbeit
- Seine Familie kann ihn unterstützen

Arbeitshinweis:
Vergleichen Sie die obenstehende Auflistung mit Ihren erarbeiteten Punkten.

Beispiele zur Pflegeplanung

Pflegeschwerpunkt: Manie

Probleme / Ressourcen	Pflegeziele	Maßnahmen
1. Er schläft kaum	Geregelter Tag- und Nachtrhythmus	- Den Patienten durch eine geregelte Tagesstruktur (Zeitplan festlegen) zu einem Rhythmus anleiten - Ihm tagsüber ausreichend Zeit und Raum zum Ausleben seiner Hyperaktivität bieten (Einbeziehen von Bewegungs- und Werktherapeuten) - Für ihn zu festgelegten Zeiten interessante und geeignete Therapieangebote planen - Herr Stärenbach soll sich am Ablauf des Stationsalltages beteiligen (z.B. Mithilfe bei hauswirtschaftlichen Arbeiten) - Neuroleptika oder Sedativa nach ärztlicher Anordnung geben und auf regelmäßige Einnahme achten - Seinen Zustand als einen vorübergehenden betrachten - Herr Stärenbach soll die Möglichkeit haben, durch das Ausleben seiner Hochphase, besser wieder zu seiner realen Wahrnehmung zu gelangen (nicht medikamentös zum Schlafen zwingen)
2. Er zerstört seine Existenz	Sicherung der Existenz	- Den Patienten vor unliebsamen Störungen und Besuchen schützen (finanzielle Forderungen Dritter müssen später geklärt werden) - Einbeziehung des Sozialarbeiters, der sich um die begangenen Schäden kümmert und Lösungen mit den jeweiligen Instanzen erarbeitet - Keine Telefonate ermöglichen - Die Ehefrau (Sozialarbeiter) sollen die Geldgeber (Kreditinstitute, Geschäftspartner) über die Erkrankung ihres Ehemannes informieren, um weiteres Übel (Forderungen) zu vermeiden - Den Patienten während der Akutphase von der Außenwelt isolieren
3. Er ist krankheitsuneinsichtig	Krankheitseinsicht	- Ärztliche und therapeutische Gespräche planen und Herrn Stärenbach immer wieder über seine Erkrankung informieren - Ihn über seine unrealistischen Verhaltensweisen aufklären - Ihm verdeutlichen, daß seine momentane Wahrnehmung getrübt ist - Ihm in Gesprächen aufzeigen, daß er unter kontrollierter Behandlung gute Aussichten auf einen symptomarmen Krankheitsverlauf hat - Ihm deutlich machen, daß er bei uneinsichtigem Verhalten nicht nur finanziell, sondern auch körperlich dem Ruin entgegengeht - Während der Akutphase nicht auf Diskussionen eingehen, sondern dem Patienten deutlich seine Grenzen aufzeigen - Auf die Remissionszeit verweisen
Ressourcen - Unter kontrollierter Behandlung hat Herr Stärenbach gute Aussichten auf dauerhafte Besserung/Stabilisierung seines Zustandes - Seine Ehefrau bezeichnet ihn im Alltag als lieben Ehemann und Vater		

Arbeitshinweis:
Erweitern Sie die Pflegeplanung durch andere Pflegeprobleme. Benutzen Sie dabei das Formblatt auf der folgenden Seite.

Pflegeplanung

Probleme/Ressourcen	Pflegeziele	Maßnahmen

Pflegebericht

10.30 Uhr

Herr Henner Stärenbach ist seit zwei Tagen in stationärer Behandlung. In der morgendlichen Gesprächsrunde mit Mitpatienten, Pflegepersonal, Psychiater und Psychologen ergreift Herr Stärenbach unkontrolliert das Wort. Er spricht innerhalb kürzester Zeit die verschiedensten Themen an. In seinem Redeschwall kommen Äußerungen wie: "Ich bin Geschäftsführer, riesen Betrieb, Geisterbahn, Geschäftsidee, ich plane Geschäfte."

Herr Stärenbach läßt sich in seinem Redeschwall nicht unterbrechen. Er steht auf und stellt sich vor eine jüngere Mitpatientin und sagt:"Hey, Süße! Runter mit dem Plunder! Komm wir machens jetzt! Die Affen hier können uns doch mal! Rück mal rüber! Raus hier!"

Die depressive Patientin bricht in Tränen aus und möchte den Gruppenraum verlassen. Als sie aufsteht, umarmt er sie. Die Patientin kann sich gegen die Umarmung nicht wehren.

Arbeitshinweis:
Bitte erweitern Sie die Pflegeplanung auf dem Formblatt der vorhergehenden Seite um die in dem Pflegebericht aufgeführten Pflegeprobleme.

FALLBEISPIEL 14

Pflege der Patientin Yvonne Breidenbach

Pflegeschwerpunkt: Multiple Sklerose

FALLBEISPIEL

Frau Yvonne Breidenbach, 25 Jahre alt, alleinstehend, von Beruf Pharmareferentin, wird heute in unsere neurologische Station mit der Diagnose Multiple Sklerose eingewiesen.

Aufgrund ihres Berufes ist sie sehr viel unterwegs und kaum in ihrer Eigentumswohnung, die im dritten Stock einer Wohnanlage liegt. Ihr Freund wohnt in einem ca. 150 km entfernten Ort.

Frau Breidenbachs Vorgeschichte zeigt, daß sie vor ungefähr eineinhalb Jahren bereits Patientin unserer Station war. Sie wurde zum damaligen Zeitpunkt wegen einer Sehnervenneuritis mit Visusverschlechterung eines Auges eingewiesen. Die daraufhin durchgeführte Diagnostik (Computertomographie, Magnetresonanztomographie) und die Untersuchung des Liquors verhärteten den Verdacht der Multiplen Sklerose. Frau Breidenbach wurde über diesen Befundverdacht nicht informiert. Bewegungsausfälle waren zu diesem Zeitpunkt nicht erkennbar. Die Behandlung mit Kortikosteroiden zeigte rasch Erfolg, und die Patientin konnte beschwerdefrei entlassen werden.

In Abständen von drei bis vier Monaten ereigneten sich Schübe des Krankheitsbildes. Diese waren gekennzeichnet durch spastische Paresen mit Sensibilitätsstörungen in den Armen und einer Gangunsicherheit mit Gleichgewichtsstörungen. Die Remissionen waren nie vollständig, aber die verbleibenden Schädigungen führten nicht dazu, daß sie ihren Beruf nicht mehr ausüben konnte. Die Diagnose bestätigte sich nun auch klinisch.

Die heutige Aufnahmesituation:

Die Patientin klagt über eine Augenmuskellähmung, Intentionstremor, Blasen- und Darmentleerungsstörungen (ständiger Harndrang und Obstipation) und spastische Paresen am linken Arm und am linken Bein. Frau Breidenbach gibt an, daß diese Beschwerden bereits mehr oder weniger stark seit zwei Tagen bestehen. Ihre Stimmungslage kann als euphorisch bezeichnet werden, und sie vermittelt den Eindruck, daß alles nicht so schlimm ist.

Arbeitshinweise:
1. Bitte füllen Sie das Stammblatt auf der nächsten Seite aus.
2. Erarbeiten Sie anhand der folgenden Punkte das Fallbeispiel:

- *Psychosoziale Situation*
- *Krankenbeobachtung*
- *Spezielle Pflege*
- *Gesundheitserziehung*
- *Welche Informationen fehlen mir?*

Der Analysebogen befindet sich hinter dem Stammblatt.

Stammblatt

Patient: Name:	Diagnose:
Vorname:	
Straße:	
Wohnort:	Krankenhauserfahrung:
Telefon:	
Beruf: Alter:	

Aufnahmegespräch / Aufnahmeinformation:

Aktivitäten des täglichen Lebens "ATL"

wach sein und schlafen	atmen
sich bewegen	sich sicher fühlen und verhalten
sich waschen und kleiden	Raum und Zeit gestalten - arbeiten und spielen
essen und trinken	kommunizieren
ausscheiden	Kind, Frau, Mann sein
Körpertemperatur regulieren	Sinn finden im Werden, Sein Vergehen

Besondere Wünsche:

Besondere Belastungen:

Analysebogen zum Fallbeispiel

Psychosoziale Situation

Krankenbeobachtung

Spezielle Pflege

Gesundheitserziehung

Welche Informationen fehlen mir?

Analyse zum Fallbeispiel

Psychosoziale Situation

- Frau Breidenbach ist 25 Jahre alt und alleinstehend
- Sie leidet an einer chronischen Erkrankung, die möglicherweise ihr weiteres Leben absolut bestimmen wird
- Sie hat den Beruf der Pharmareferentin und ist aufgrund dessen sehr viel mit dem Auto unterwegs
- Frau Breidenbach ist mit einem Mann befreundet, der ca. 150 km von ihrem Wohnort entfernt lebt
- Die Patientin ist schon mehrfach in unserem Krankenhaus wegen ihrer Erkrankung Multiple Sklerose behandelt worden. Sie war jedesmal Patientin in unserer Station
- Durch den schubweisen Verlauf (alle drei bis vier Monate auftretend) und den nicht vollständigen Remissionen, hat sie Angst, ihren Beruf nicht mehr ausüben zu können
- Sie hat Angst, in Zukunft ihr Leben im Rollstuhl verbringen zu müssen
- Aufgrund ihrer euphorischen Stimmungslage, die durch das Krankheitsbild bedingt ist, vermittelt sie den Eindruck, daß alles nicht so schlimm ist

Krankenbeobachtung

- Die Diagnose von Frau Breidenbach Multiple Sklerose ist seit eineinhalb Jahren bekannt
- Frau Breidenbach ist das erste Mal wegen Sehstörungen (Sehnervenneuritis mit Visusverschlechterung eines Auges) in unserer Station gewesen
- Die durchgeführte Diagnostik (Computertomographie, Magnetresonanztomographie und Liquoruntersuchung) verhärteten den Verdacht der Diagnose Multiple Sklerose
- Die daraufhin durchgeführte Therapie mit Kortikosteroiden zeigte raschen Erfolg
- Die zwischenzeitlichen Schübe waren gekennzeichnet durch spastische Paresen, Sensibilitätsstörungen und Gangunsicherheiten mit Gleichgewichtsstörungen
- Die Remissionen waren nicht vollständig, aber auch nicht so, daß sie ihren Beruf nicht mehr ausüben konnte
- Bei der heutigen Aufnahme stehen folgende Beschwerden der Patientin im Vordergrund:
  - Augenmuskellähmung
  - Intentionstremor
  - Blasenentleerungsstörungen (ständiger Harndrang)
  - Darmentleerungsstörungen (Obstipation)
  - Spastische Paresen am linken Arm und linken Bein
- Sie gibt an, daß diese Beschwerden mehr oder weniger stark seit zwei Tagen bestehen
- Frau Breidenbach hat eine euphorische Stimmungslage und nimmt ihre Situation vordergründig nicht ernst

Spezielle Pflege

Grundlagen

- Frau Breidenbach muß, auch aufgrund ihrer Stimmungslage, als Mensch, Individuum und Persönlichkeit in ihrer aktuellen Situation akzeptiert werden. Diese grundlegende Akzeptanz bestimmt alle Pflegemaßnahmen
- Die euphorische Stimmungslage kann die Pflege und Behandlung erschweren, z.B. dadurch, wenn von der Patientin geforderte Verhaltensweisen durch sie oberflächlich übergangen werden
- Die Aufklärung der Angehörigen und des Freundes über die Ursache der euphorischen Stimmungslage, die im krassen Gegensatz zur Ernsthaftigkeit der Erkrankung steht, ist unerläßlich
- Frau Breidenbach hat aufgrund ihrer körperlichen Situation Bettruhe, die zu einer Einschränkung ihres Aktionsradius führt. Alles, was die Patientin selbst ausführen würde, muß vom Pflegepersonal, unter Berücksichtigung ihrer Ressourcen, unterstützend geleistet werden
- Frau Breidenbach soll wissen, daß sie grundsätzlich mit ihrer Erkrankung eine Schwangerschaft austragen kann. Im Vorfeld sollte jedoch die medikamentöse Therapie mit einem Facharzt besprochen werden
- Durch den vorhandenen Intentionstremor hat Frau Breidenbach es besonders schwer, selbständig etwas auszuführen. Es sind je nach aktueller Situation Hilfsmittel, die die Selbständigkeit unterstützen und Ressourcen ermöglichen, auszuwählen und anzubieten

Augenmuskellähmung

- Falls Frau Breidenbach Sehstörungen durch die Augenmuskellähmung hat, ist ihr jeder Schritt der Pflegetätigkeiten zu erläutern
- Ihr das Zimmer, in dem sie liegt, beschreiben, und alle Möglichkeiten zur verbalen Kommunikation (Schelle, Telefon) in erreichbare Nähe stellen
- Ihr Informationen über den pathophysiologischen Zusammenhang mit ihrer Erkrankung geben

Blasenentleerungsstörungen / ständiger Harndrang

- Durch die krankheitsbildbedingte Erhöhung der Restharnmenge besteht die Gefahr der Harnwegsinfektion
- Eine Untersuchung durch einen Urologen ist Frau Breidenbach anzuraten, der eine Blasendruckmessung und eine Bestimmung der Harnflußrate durchführen kann. Aus den Untersuchungsergebnissen läßt sich eine gezielte Therapie ableiten
- Zur Prophylaxe und zur Einschätzung des Gefährdungsgrades der Harnwegsinfektion ist der Restharn zu bestimmen
- Ist die Restharnmenge über 70 ml, ist nach ärztlicher Anordnung dreimal täglich, unter sterilen Kautelen, mit Einmalkathetern zu katheterisieren. Ein Dauerkatheter (Blasenverweilkatheter, suprapubischer Katheter) soll nach Möglichkeit vermieden werden
- Der abgeleitete Urin ist kontinuierlich einer bakteriologischen Untersuchung (Uricult) zuzuführen
- Bei einem positiven Befund ist nach ärztlicher Anordnung eine gezielte antibiotische Therapie angezeigt
- Um eine aufsteigende Infektion zu vermeiden, muß Frau Breidenbach reichlich Flüssigkeit trinken
- Die Patientin soll frühzeitig mit den Inhalten des Blasentrainings vertraut gemacht werden, um nach dem Krankenhausaufenthalt selbständig prophylaktisch tätig zu werden

Darmentleerungsstörungen / Obstipation

- Frau Breidenbach ist über den Zusammenhang der Darmentleerungsstörungen mit ihrem Krankheitsbild und über Möglichkeiten zur Vermeidung einer Obstipation zu informieren
- Die Auswahl der Nahrung besteht aus ballaststoffreichen Nahrungsmitteln (Vollkorn, Weizenkleie, Leinsamenschrot, Obst, Gemüse ...)
- Die Patientin muß angehalten werden, ausreichend lange zu kauen, sich beim Essen Zeit zu lassen und regelmäßig zu essen
- Frau Breidenbach soll regelmäßig trinken, insbesondere vor dem Frühstück, aber auch zu jeder anderen Mahlzeit (Buttermilch, Mineralwasser, Obstsäfte, Gemüsesaft, Fencheltee ...)
- Wichtig ist, daß die Patientin lernt, ihren Darm "zu erziehen", das heißt, daß die Darmentleerung regelmäßig und zu bestimmten Zeiten erfolgen soll. Dies ist zunächst vom Pflegepersonal zu unterstützen
- Wenn die konservativen Maßnahmen nicht zum Erfolg führen, können nach Arztverordnung Laxantien oder ein Klistier verabreicht werden

Spastische Paresen am linken Arm und linken Bein

- Frau Breidenbach soll über die Basistherapie (Krankengymnastik, Hydrotherapie und die medikamentöse Behandlung der Spastik) informiert werden
- Möglichst früher Beginn der krankengymnastischen Übungen, die auf der Grundlage des Bobath-Verfahrens durchgeführt werden sollen
- Massagen und Packungen unterstützen das Wohlbefinden
- Eine Kälteanwendung (Eistherapie) und Übungen im eher kühlen Bewegungsbad sind sinnvoll und werden eher als angenehm empfunden
- Die Hydrotherapie bietet die Möglichkeit, unter Ausschaltung der Schwerkraft das Gefühl für die Beweglichkeit und das Gleichgewicht wiederzuerlangen
- Bei Gehübungen sollen, nur wenn unbedingt notwendig, geeignete Gehhilfen eingesetzt werden
- Medikamentöse Behandlung nach ärztlicher Anordnung mit antispastisch wirkenden Präparaten (z.B. Baclofen und Diazepam)

Prophylaxen

Übergewicht

- Ein mögliches Übergewicht muß reduziert werden, um vor allem in der Mobilisationsphase den Bewegungsapparat nicht zusätzlich zu belasten

Dekubitus

- Zur Vermeidung eines Dekubitus ist Frau Breidenbach während der Phase der Bettlägerigkeit superweich zu lagern. Darüberhinaus soll ein Verständnis bei der Patientin geweckt werden, so daß sie bewußt die Druckerscheinungen wahrnimmt. Die Gefahr des Dekubitus ist besonders hoch, wenn Sensibilitätsstörungen das Warnzeichen Schmerz beeinflussen. Die gefährdeten Körperstellen sind regelmäßig (stündlich) zu kontrollieren und eine gründliche Hautpflege ist durchzuführen. Eine 30 Grad Lagerung ist anzustreben bei zunächst stündlichem Lagewechsel

Thrombophlebitis / Thrombose und Embolie

- Durch die Inaktivität besteht die Gefahr der Thrombophlebitis / Thrombose und Embolie. Durch die frühzeitige Durchführung der krankengymnastischen Übungen, die Gabe von Heparin, die Anwendung von Antithrombosestrümpfen und durch herzwärts gerichtete Ausstreichmassagen wird der venöse Rückfluß gefördert und die Bildung von Thromben vermieden

Harnwegsinfekt

- Zur Vermeidung von aufsteigenden Infektionen ist eine regelmäßige Kontrolle der Restharnmenge und eine kontinuierliche bakteriologische Überwachung des Urins unerläßlich. Bei Erhöhung der

Restharnmenge ist eine sterile Einmalkatheterisierung vorzunehmen. Ein Dauerkatheter sollte nicht angewandt werden. Prophylaktisch ist Frau Breidenbach ausreichend Flüssigkeit anzubieten. Sie ist anzuhalten, diese Flüssigkeit auch zu trinken. Eine Flüssigkeitsbilanzierung ist durchzuführen

Medikamentöse Therapie

- Die medikamentöse Therapie ist recht unspezifisch. Während eines akuten Schubes werden hochdosiert Kortikosteroide als Stoßtherapie verabreicht (Anfangsdosis über drei Tage 150 mg Prednison). Es folgt dann eine stufenweise Herabsetzung der Dosierung. Weitere Behandlungsformen sind in der Anwendung von Zytostatika (Endoxan), Immunsuppressiva und Antilymphozytenserum zu sehen

Gesundheitserziehung

- Frau Breidenbach soll lernen, mit den Blasen- und Darmentleerungsstörungen umgehen zu können. Dabei steht die sachliche Aufklärung im Vordergrund
- Ein möglicher Berufswechsel ist in Betracht zu ziehen
- Die Überlegung, ob die Eigentumswohnung im dritten Stock für den weiteren Verlauf und die möglicherweise fortschreitenden Bewegungsstörungen noch sinnvoll ist, muß angestellt werden
- Frau Breidenbach soll sich mit dem Gedanken auseinandersetzen, ein Leben im Rollstuhl führen zu müssen
- Bei allen Überlegungen ist ihr nahes soziales Umfeld mit einzubeziehen
- Ein Kontakt zu einer Selbsthilfegruppe muß möglichst frühzeitig hergestellt werden, so daß Frau Breidenbach die Möglichkeit erhält, ihre Situation mit anderen Betroffenen zu bearbeiten
- Sie soll Informationen über Aktivitäten und Leistungen der Selbsthilfegruppen bekommen
- Eine Anschlußheilbehandlung in einer speziellen Rehabilitationseinrichtung soll mit der Patientin besprochen und geplant werden
- Frau Breidenbach soll daß Bobath-Prinzip erlernen und anwenden
- Ihr Wohnraum soll nach den Bobath-Prinzipien eingerichtet sein
- Sie soll nach der Entlassung und der Anschlußheilbehandlung weiterhin eine krankengymnastische Schulung und Betreuung erfahren
- Frau Breidenbach benötigt Informationen darüber, daß spastisch bedingte Bewegungseinschränkungen zu schweren Behinderungen führen können. Die Patientin muß gezielt auf die spastikunterstützenden Bewegungen achten und diese vermeiden
- Frau Breidenbach soll lernen, über welchen Weg paradoxe, assoziierte Bewegungsmuster entstehen und soll dementsprechend entgegenwirken können
- Sie soll über die Gefahren von Sensibilitätsstörungen informiert sein (Verbrennungs- und Sturzgefahr)
- Sie soll wissen, daß mögliche Sexualstörungen nicht unbedingt körperliche Ursache bedingen
- Durch ihre erhöhte Ermüdbarkeit ist Frau Breidenbach gezwungen, ihre Leistungsreserven genauer zu planen. Angehörige, Freunde und Arbeitskollegen sollen über die Notwendigkeit von Pausen und einem geregelten Schlaf- Wachrhythmus informiert sein
- Große Anstrengungen und Streßsituationen sind zu meiden, soweit dies möglich ist
- Frau Breidenbachs Ziel muß sein, solange wie möglich eigenständig mobil zu sein. Ihre Wohnung, Einrichtung, Kleidung und z.B. ihr Auto sind entsprechend anzuschaffen bzw. abzuändern
- Frau Breidenbach soll wissen, daß ihre zeitweilig euphorische Stimmung in eine depressive Grundhaltung umschlagen kann
- Sie und ihr nahes soziales Umfeld sollen die aktuelle Stimmungslage akzeptieren lernen
- Frau Breidenbach soll sich bewußt machen, was ihr gut tut. Sie soll in den krankheitsfreien Intervallen lernen, speziell und gezielt diese Dinge zu realisieren und auszuleben
- Autogenes Training und Entspannungsübungen können zu einer inneren Ausgeglichenheit führen und sich positiv auf den Krankheitsverlauf auswirken
- Sie soll wissen, daß Reisen auch für behinderte Menschen möglich sind. Spezielle Reiseunternehmen bieten interessante Angebote (z.B. Grabowski in Frankfurt)
- Da es bisher keine ursächliche Therapie bei der Erkrankung Multiple Sklerose gibt, sollte von alternativen Heilungsmethoden nicht generell abgeraten werden. Eine persönliche Bereitschaft dazu ist von wesentlicher Bedeutung und sollte von beratenden Personen akzeptiert werden

Arbeitshinweise:

1. Vergleichen Sie Ihre Ausarbeitungen mit den hier angebotenen.

2. Überprüfen Sie die obenstehende Analyse hinsichtlich folgender Struktur:

- *Offensichtliche Probleme*
- *Mögliche Probleme*
- *Ressourcen*

Benutzen Sie drei verschiedenfarbige Textmarker, und tragen Sie die Pflegeprobleme unter der jeweiligen Kategorie in das angefügte Formblatt ein.

Analysebogen zu Pflegeproblemen / Ressourcen

Offensichtliche Pflegeprobleme

Mögliche Pflegeprobleme

Ressourcen

Sammlung der Pflegeprobleme / Ressourcen

Offensichtliche Pflegeprobleme

- Frau Breidenbach hat Sensibilitätsstörungen in den Armen
- Von vorhergehenden Schüben, die nicht ganz ausgeheilt sind, hat sie eine Gangunsicherheit und Gleichgewichtsstörungen zurückbehalten
- Ihre psychische Veränderung vermittelt den Eindruck, daß sie die Tragweite ihrer Situation nicht erkennt
- Sie leidet bereits seit eineinhalb Jahren an ihrer Erkrankung und sieht keine Heilungsaussichten
- Durch die Augenmuskellähmung kann sie sich nur sehr schwer räumlich orientieren und lesen
- Der Intentionstremor führt zur Unselbständigkeit in allem, was sie tun möchte
- Die Patientin leidet unter einem ständigen Harndrang und Obstipation
- Sie hat spastische Paresen am linken Arm und linken Bein
- Aufgrund der körperlichen Situation hat die Patientin zunächst Bettruhe, die eine Einschränkung ihres Aktionsradius bedeutet
- Es besteht bei ihr die Gefahr der Entstehung von Sekundärerkrankungen

Mögliche Pflegeprobleme

- Wenn die Remissionen nicht vollständig sind, wird Frau Breidenbach wahrscheinlich einen Berufswechsel vornehmen müssen
- Die Eigentumswohnung im dritten Stock ist nicht behindertengerecht angelegt, und ein Wohnungswechsel ist anzustreben
- Sie hat Angst, in Zukunft ihr Leben im Rollstuhl verbringen zu müssen
- Aufgrund der Erhöhung der Restharnmenge entsteht eine Harnwegsinfektion, die weiter zum Nierenbecken hin aufsteigt
- Frau Breidenbach muß zwecks vollständiger Entleerung der Harnblase regelmäßig einmalkatheterisiert werden
- Die Patientin setzt sich nicht mit den Inhalten des Blasentrainings auseinander und lehnt diese Maßnahme ab
- Durch ihre immobile Lage im Bett und ihre Sensibilitätsstörungen entsteht ein Dekubitus
- Durch ihre Inaktivität entsteht eine Thrombophlebitis / Thrombose und/oder eine Embolie
- Durch ihre allgemeine Schwäche und die vorgesehene medikamentöse Therapie ist sie abwehrgeschwächt und bekommt eine hypostatische Pneumonie
- Frau Breidenbach kann ihre Zukunft nicht akzeptieren
- Die Patientin hat einen Kinderwunsch und stellt sich die Frage, ob mit Ihrer Erkrankung dieser Wunsch noch in Erfüllung gehen kann

Ressourcen

- Die Patientin erfährt Sicherheit durch den Krankenhausaufenthalt in der ihr bekannten Station
- Sie hat bereits Informationen über ihr Krankheitsbild und konnte sich ca. eineinhalb Jahre damit auseinandersetzen
- Sie hat einen Freund, der in einem 150 km entfernten Ort lebt
- Eine selbständige, flexible Lebensweise ist ihr aufgrund ihres Berufes bekannt
- Sie hat einen PKW, der sich möglicherweise zusätzlich behindertengerecht aufrüsten läßt
- Sie kann trotz ihrer Erkrankung grundsätzlich eine Schwangerschaft austragen

Arbeitshinweis:
Vergleichen Sie die obenstehende Auflistung mit Ihren erarbeiteten Punkten.

Beispiele zur Pflegeplanung

Pflegeschwerpunkt: Multiple Sklerose

Probleme / Ressourcen	Pflegeziele	Maßnahmen
1. Bewegungseinschränkung durch spastische Paresen und Intentionstremor	Bewegungseinschränkung so weit wie möglich eingrenzen, Spastik soll vermieden werden und Reduktion des Tremors	- Information über die Basistherapie (Krankengymnastik, Hydrotherapie und die medikamentöse Behandlung der Spastik) - Nach Einschätzung ihrer Gesamtsituation möglichst früher Beginn der krankengymnastischen Übungen (bei der nächsten Visite klären) - Nach Absprache mit der Krankengymnastin Anwendung der Bobath-Prinzipien bei jeder pflegerischen Versorgung der Patientin (Zeitplan erstellen) - Neglect-Therapie, Raumgestaltung des Zimmers, Frau Breidenbach soll ihre betroffene Seite miteinbeziehen, dementsprechend soll Motivation, Anleitung und Raumgestaltung stattfinden - Alle Verrichtungen und Kommunikationswege geschehen über die betroffene Seite - Spastik hemmende Bewegungs- und Lagerungstechniken, passiv sowie aktiv, haben absoluten Vorrang. Diese sollen der Patientin im einzelnen beschrieben werden - Angehörige sind dementsprechend zu informieren - Je nach ärztlicher Verordnung Durchführung einer Eistherapie und Gabe von antispastisch wirkenden Medikamenten (Baclofen und Diazepam) - Anleitung zu Entspannungsübungen - Gezielte Übungen zur feinmotorischen Schulung
2. Blasenentleerungsstörungen/ ständiger Harndrang	Harnblase vollständig entleeren und Vermeidung einer Harnwegsinfektion	- Information der Patientin über den Zusammenhang des ständigen Harndrangs und ihrer Erkrankung unter Berücksichtigung der Wirkung der Medikamente - Kontrolle der Restharnmenge mittels steriler Einmalkatheterisierung nach erfolgter Miktion - Bakteriologische Untersuchung des gewonnenen Urins (Uricult)

Probleme / Ressourcen	Pflegeziele	Maßnahmen
		- Der Patientin alle Maßnahmen erklären und Untersuchungsbefunde mitteilen - Je nach Befund ist ärztlicherseits ein Therapievorschlag zu machen - Frau Breidenbach soll mit den Inhalten des Blasentrainings vertraut gemacht werden (individuelles Schema erarbeiten und aufstellen)
3. Angst vor der Zukunft	Ihre Angst durch sachliche Aufklärung und emotionale Zuwendung mindern	- Frau Breidenbach Hoffnung vermitteln, daß eine weitestgehende Remission ihrer Krankheitserscheinungen möglich ist. Dabei sind die vorhandenen medizinischen Erkenntnisse zu berücksichtigen - Der Patientin Gesprächsbereitschaft signalisieren und zuhören können - Psychologische Hilfen anbieten - Information über Selbsthilfegruppen, und, wenn die Patientin es wünscht, Kontakt herstellen - Einschätzung der psychischen Verfassung. Während einer euphorischen Stimmungslage haben Gespräche wenig Sinn - Frau Breidenbach soll wissen, daß ihre zeitweilig euphorische Stimmung in eine depressive Grundhaltung umschlagen kann - Sie und ihr nahes soziales Umfeld sollen die aktuelle Stimmungslage akzeptieren lernen - Frau Breidenbach soll sich bewußt machen, was ihr gut tut. Sie soll in den krankheitsfreien Intervallen lernen, speziell und gezielt, diese Dinge zu realisieren und auszuleben - Autogenes Training und Entspannungsübungen können zu einer inneren Ausgeglichenheit führen und sich positiv auf den Krankheitsverlauf auswirken
Ressourcen - Sicherheit durch den Krankenhausaufenthalt, die ihr bekannte Umgebung und Informationen zum Krankheitsbild - Sie hat einen Freund		

Arbeitshinweis:
Erweitern Sie die Pflegeplanung durch andere Pflegeprobleme. Benutzen Sie dabei das Formblatt auf der folgenden Seite.

Pflegeplanung

Probleme/Ressourcen	Pflegeziele	Maßnahmen

Pflegebericht

6.30 Uhr

Frau Breidenbach gibt an, daß sie die ganze Nacht nicht schlafen konnte. Sie war innerlich so erregt. Sie sagt:" Die ganze Nacht über mußte ich an meine Zukunft denken. Wie soll es nur weitergehen?"

Die morgendliche Pflege der Patientin wird durchgeführt. Frau Breidenbach ist aufgrund der spastischen Paresen und des Intentionstremors nicht in der Lage, kleinere Aufgaben zu übernehmen. Die Patientin wird vollständig von einer Pflegekraft versorgt.

Während des Gesprächs bei der morgendlichen Pflege sagt Frau Breidenbach:" Mit einem Berufswechsel habe ich schon nach dem letzten Krankenhausaufenthalt gerechnet und mich ziemlich darauf eingestellt. Ich bin jetzt 25 Jahre alt und möchte gerne meinen Freund im nächsten Jahr heiraten. Wir möchten gerne Kinder haben. Ist das mit meiner Erkrankung möglich?"

9.30 Uhr

Bei der Visite ordnete der Stationsarzt an, daß nach der nächsten Miktion eine Restharnbestimmung durchgeführt werden soll. Der gewonnene Urin soll mittels Uricult bakteriologisch untersucht werden.

Arbeitshinweis:
Bitte erweitern Sie die Pflegeplanung auf dem Formblatt der vorhergehenden Seite um die in dem Pflegebericht aufgeführten Pflegeprobleme.

FALLBEISPIEL 15

Pflege des Patienten Adalbert Köstermann

Pflegeschwerpunkt: Epilepsie

FALLBEISPIEL

Herr Adalbert Köstermann, 56 Jahre alt, ist seit zwei Jahren ohne festen Wohnsitz. Er wird heute durch den Notarzt in unser Krankenhaus eingewiesen. Herr Köstermann ist somnolent und nicht ansprechbar, so daß seine Orientierung nicht überprüft werden kann.
Herr Köstermann wurde stark alkoholisiert und als hilflose Person im Stadtpark aufgefunden. Die herbeigerufenen Polizisten forderten sofort den Notarzt an, da ein Freund von Herrn Köstermann, Herr Wegescheidt, sagte: "Adalbert ist ganz plötzlich umgekippt. Soviel hatte er doch noch gar nicht getrunken. Er hat mal erzählt, daß er immer Medikamente nehmen muß, damit er keine Anfälle bekommt. Jetzt liegt er da und rührt sich nicht mehr."
Herr Köstermann ist bereits des öfteren in unserem Krankenhaus wegen epileptischen Anfällen behandelt worden. Es ist bekannt, daß er seit ungefähr fünf Jahren unter epileptischen Anfällen leidet, die ungefähr halbjährlich auftreten. Vermutlich ist sein starker Alkoholkonsum für die Entstehung des Anfallsleidens verantwortlich. Mehrfach ist Herr Köstermann mit Antiepileptika eingestellt worden. Leider bricht er die Dauerbehandlung zur Anfallsprophylaxe immer wieder ab.
Aus früheren Anamnesen ist ersichtlich, daß Herr Köstermann vor ungefähr sechs Jahren seinen Arbeitsplatz verloren hat. Dort ist er wegen starken Alkoholkonsums aufgefallen. Er ist von Beruf Dachdecker. Bei Ausbesserungsarbeiten an einem mit Dachpfannen gedeckten Dach ist er beinahe vom Dach gestürzt. Das Werkzeug und einige Dachpfannen fielen vom Dach und beschädigten einen parkenden PKW. Lange Zeit hat sein Arbeitgeber seine Sucht gedeckt. Doch hiermit war eine Grenze erreicht. Die ihm vorgeschlagene Entziehungskur hat er abgelehnt. Eine andere Arbeitsstelle hat er nicht gefunden. Herr Köstermann und seine Frau haben sich vor zwei Jahren scheiden lassen. Seit dieser Zeit lebt er auf der Straße. Dort hat er Gesprächspartner und findet Zerstreuung. Finanzielle Zuwendungen erhält er von der Sozialhilfe. Der größte Teil seines ihm zur Verfügung stehenden Geldes dient zur Befriedigung seiner Alkoholsucht.
Herr Köstermann wird in einem desolaten Allgemeinzustand in unsere Station gebracht. Seine Kleidung ist stark verschmutzt, sein Gesicht ist unrasiert, die Haare verfilzt und die Haut ist grobporig und verschmutzt. Seine Finger sind vom starken Nikotinkonsum gelbbraun verfärbt. Er riecht nach Urin und Stuhl.
Im Verlauf der Aufnahme wird Herr Köstermann zusehends von seinem Bewußtseinszustand klarer. Das Anfallsgeschehen ist jetzt ungefähr eine Dreiviertelstunde her. Herr Köstermann fragt lallend: "Was ist los? Wo bin ich? Mein Kopf tut so weh!" Eine stark blutende Kopfplatzwunde am Hinterhaupt wird bei der Untersuchung gefunden. Diese wird sofort chirurgisch versorgt. Die durchgeführte Röntgenaufnahme des Schädels in zwei Ebenen ergibt keinen Anhalt zu einer Schädelfraktur.

Arbeitshinweise:
1. Bitte füllen Sie das Stammblatt auf der nächsten Seite aus.
2. Erarbeiten Sie anhand der folgenden Punkte das Fallbeispiel:

- *Psychosoziale Situation*
- *Krankenbeobachtung*
- *Spezielle Pflege*
- *Gesundheitserziehung*
- *Welche Informationen fehlen mir?*

Der Analysebogen befindet sich hinter dem Stammblatt.

Stammblatt

Patient: Name:	Diagnose:
Vorname:	
Straße:	Krankenhauserfahrung:
Wohnort:	
Telefon:	
Beruf: Alter:	

Aufnahmegespräch / Aufnahmeinformation:

Aktivitäten des täglichen Lebens "ATL"

wach sein und schlafen	atmen
sich bewegen	sich sicher fühlen und verhalten
sich waschen und kleiden	Raum und Zeit gestalten - arbeiten und spielen
essen und trinken	kommunizieren
ausscheiden	Kind, Frau, Mann sein
Körpertemperatur regulieren	Sinn finden im Werden, Sein Vergehen

Besondere Wünsche:

Besondere Belastungen:

Analysebogen zum Fallbeispiel

Psychosoziale Situation

Krankenbeobachtung

Spezielle Pflege

Gesundheitserziehung

Welche Informationen fehlen mir?

Analyse zum Fallbeispiel

Psychosoziale Situation

- Herr Köstermann ist 56 Jahre alt
- Herr Adalbert Köstermann ist seit ungefähr zwei Jahren ohne festen Wohnsitz
- Herr Köstermanns Freund Herr Wegescheidt ist über das Anfallsleiden informiert
- Er war von Beruf Dachdecker
- Er wird als hilflose Person im Stadtpark aufgefunden
- Er ist seit sechs Jahren arbeitslos
- Er ist aufgrund hohen Alkoholkonsums entlassen worden
- Ein Unfall und Sachbeschädigung führten dazu, daß sein Arbeitgeber seinen Alkoholkonsum nicht mehr deckte
- Die angebotene Entziehungskur hat er abgelehnt
- Herr Köstermann hat keinen weiteren Arbeitsplatz gefunden
- Vor zwei Jahren ließ sich seine Frau von ihm scheiden
- Seit der Scheidung von seiner Ehefrau lebt er auf der Straße
- Auf der Straße hat er Gesprächspartner gefunden
- Seit fünf Jahren sind epileptische Anfälle bei ihm bekannt
- Er bestreitet seinen Lebensunterhalt von der Sozialhilfe
- Einen großen Teil seines Geldes gibt er zur Befriedigung seiner Alkoholsucht aus
- Er ist des öfteren wegen seines Anfallsleidens in klinischer Behandlung gewesen
- Er bricht die Dauerbehandlung zur Anfallsprophylaxe immer wieder ab

Krankenbeobachtung

- Herr Köstermann wird als Notfall ins Krankenhaus eingewiesen
- Er ist somnolent, so daß seine Orientierung nicht überprüft werden kann
- Er ist stark alkoholisiert
- Er leidet seit ungefähr fünf Jahren unter epileptischen Anfällen
- Halbjährlich treten diese Anfälle auf
- Er ist schon häufiger klinisch behandelt worden, doch die eingeleitete Dauermedikation bricht er immer wieder ab
- Herr Köstermanns Freund Herr Wegescheidt war bei dem Krampfanfall zugegen. Er sagt: "Adalbert ist ganz plötzlich umgekippt. Soviel hatte er doch noch gar nicht getrunken. ... Jetzt liegt er da und rührt sich nicht mehr"
- Er wird in einem desolaten Allgemeinzustand in unsere Station gebracht
- Sein Äußeres hat Herr Köstermann stark vernachlässigt
- Vermutlich hat Herr Köstermann während des Anfalls Stuhl und Urin gelassen
- Herr Köstermann ist starker Raucher
- Die zunächst vorhandene Somnolenz bessert sich nach ungefähr einer Dreiviertelstunde
- Herr Köstermann kann sich an nichts erinnern. Er hat eine Amnesie
- Eine stark blutende Kopfplatzwunde bereitet ihm Schmerzen
- Diese wird chirurgisch versorgt
- Durch eine Röntgenaufnahme des Schädels in zwei Ebenen kann eine Schädelfraktur ausgeschlossen werden

Spezielle Pflege

Sich sicher fühlen und verhalten
- Auf regelmäßige Medikamenteneinnahme achten
- Austesten des richtigen Medikamentes in der richtigen Dosierung bzw. in einer bestimmten Medikamenten-Kombination, wofür in der Regel die Mengenbestimmung der anfallhemmenden Medikamente im Blut (Plasmaspiegel der Antiepileptika) zu Hilfe genommen wird
- Weitere Diagnostik nach ärztlicher Verordnung (z.B. EEG, Computertomographie,)
- Die Zusammenhänge zwischen Lebensweise und Anfallshäufigkeit müssen ihm verschärft dargestellt werden

Pflege während eines Anfalls:
- Sicherheit gewähren (Patienten vor Verletzungen schützen; Gegenstände wegräumen)
- Patienten nicht festhalten, keine Gewalt anwenden
- Atemwege freihalten

Pflege nach einem Anfall:
- Patienten in Ruhe wach werden lassen, nicht auf ihn einreden
- Für ausreichende Atmung sorgen, Kopf weich lagern, evtl. Seitenlage
- Auf mögliche Verletzungen untersuchen
- Den Patienten von Erbrochenem säubern
- Wenn er während eines Anfalls eingenäßt oder eingekotet hat, für Körperpflege und frische Kleidung sorgen
- Dem Patienten nach dem Anfall einen ausreichend langen Erholungsschlaf ermöglichen (der Erholungsschlaf gehört zum Krankheitsbild)
- Regelmäßige Vitalzeichenkontrolle und Überprüfung des Bewußtseinszustandes

Ruhen und Schlafen
- Herr Köstermann soll nach dem Anfallsgeschehen erst einmal in Ruhe ausschlafen können
- Er wird zunächst erst einmal grob gereinigt
- Der Erholungsschlaf ist Bestandteil des Krankheitsbildes
- Es soll vermieden werden, daß er durch Fragen und unnötige Tätigkeiten gestört wird

Sich waschen und kleiden
- Vor dem Erholungsschlaf wird ihm seine Kleidung ausgezogen
- Er wird von Stuhl und Urin gesäubert
- Nach dem Erholungsschlaf wird eine Ganzkörperwaschung durchgeführt
- Die Haut kann mit Pflegelotion eingerieben werden
- Krankenhauseigene Kleidung und Waschutensilien werden ihm zur Verfügung gestellt

Sich Bewegen
- Herr Köstermann erhält zunächst Bettruhe wegen des Verdachtes auf eine Commotio cerebri
- Sein Aktionsradius wird durch die Bettruhe eingeschränkt
- Bei der Lagerung im Bett wird besonderer Wert auf die Kopfplatzwunde gelegt
- Eine Patientenschelle wird ihm in greifbarer Nähe angebracht
- Die Urinflasche wird so plaziert, so daß er sie eigenständig nehmen kann
- Mineralwasser wird ihm auf das Nachtschränkchen gestellt, so daß er sich eigenständig bedienen kann

Gesundheitserziehung

- Herr Köstermann muß lernen, daß für ihn eine medikamentöse Therapie als Anfallsprophylaxe und als Dauermedikation unbedingt notwendig ist
- Er soll wissen, daß seine Erkrankung unter guter medikamentöser Einstellung eine gute Prognose erfährt
- Er soll sich mit dem Konflikt "gewünschte Lebensweise und Einschränkungen durch das Krankheitsbild" auseinandersetzen und seinen eigenen Grenzbereich erfahren
- Er soll anfallsauslösende Faktoren vermeiden wie Schlafmangel, Unregelmäßigkeiten im Schlaf-Wach-Rhythmus, Alkohol, u.a.
- Menschen seines Vertrauens (sein nahes Umfeld) soll er zur eigenen Sicherheit über seine Erkrankung informieren. Sie sollen Ratschläge über Verhaltensmaßnahmen während eines Anfalls erhalten
- Ein möglicher Berufswechsel bzw. Neuanfang könnte ihm mehr Zufriedenheit bringen
- Kontaktaufnahme zu Mitbetroffenen kann Isolation vermindern und Akzeptanz steigern. Ihm wird die Adresse der örtlichen Selbsthilfegruppe gegeben
- Einhaltung regelmäßiger Besuche bei einem epilepsieerfahrenen Neurologen
- Herrn Köstermann sollen die Folgen unzureichender oder falscher Behandlung aufgezeigt werden:
  - Fortbestehen oder Zunahme der Anfälle
  - Fortschreitende Zerstörung der Hirnsubstanz
  - Weiterer Abbau geistiger Fähigkeiten
  - Persönlichkeitsveränderungen

- Frühinvalidität
- Weiterer Sozialer Abstieg

• Herr Köstermann wird motiviert, an einer Entzugsbehandlung teilzunehmen
• Ihm werden die Konsequenzen seines Alkoholismus sachlich, d.h. nicht vorwurfsvoll, vor Augen geführt
• Er bekommt Informationen über Selbsthilfegruppen (Anonyme Alkoholiker)
• Die Möglichkeit, von Mitgliedern der Selbsthilfegruppe im Krankenhaus besucht zu werden, wird ihm mitgeteilt
• Er bekommt Informationen über Therapiemöglichkeiten der Entzugsbehandlungen
• Der Zusammenhang des Alkoholkonsums und der epileptischen Krampfanfälle wird ihm verdeutlicht
• Für den Zeitraum des Krankenhausaufenthaltes gilt ein striktes Alkoholverbot (Gefahr weiterer Krampfanfälle, durchgeführte Medikation)
• Herr Köstermann wird auf Entzugserscheinungen hin beobachtet
• Er wird motiviert, einen alternativen Berufswunsch für sich zu entwickeln
• Es wird mit ihm überlegt, wie er sein soziales Umfeld umstrukturieren kann

Arbeitshinweise:
1. Vergleichen Sie Ihre Ausarbeitungen mit den hier angebotenen.
2. Überprüfen Sie die obenstehende Analyse hinsichtlich folgender Struktur:
- *Offensichtliche Probleme*
- *Mögliche Probleme*
- *Ressourcen*

Benutzen Sie drei verschiedenfarbige Textmarker, und tragen Sie die Pflegeprobleme unter der jeweiligen Kategorie in das angefügte Formblatt ein.

Analysebogen zu Pflegeproblemen / Ressourcen

Offensichtliche Pflegeprobleme

Mögliche Pflegeprobleme

Ressourcen

Sammlung der Pflegeprobleme / Ressourcen

Offensichtliche Pflegeprobleme

- Herr Köstermann ist seit ungefähr zwei Jahren ohne festen Wohnsitz
- Er ist seit ca. sechs Jahren arbeitslos
- Er hat einen Beruf, den er in Zukunft nicht mehr ausüben kann
- Herr Köstermann ist zunächst somnolent
- Er ist stark alkoholisiert
- Er leidet seit fünf Jahren unter epileptischen Anfällen, die halbjährlich auftreten
- Er ist krankheitsuneinsichtig
- Angestrebte Dauermedikationen bricht er regelmäßig ab
- Er hat sein Äußeres stark vernachlässigt
- Er hat eine Amnesie
- Eine stark blutende Kopfplatzwunde bereitet ihm Schmerzen

Mögliche Pflegeprobleme

- Während des Krankenhausaufenthaltes treten weitere Krampfanfälle auf
- Herr Köstermann verletzt sich während der Anfälle
- Er hat Angst vor weiteren Anfällen
- Er fühlt sich nicht als vollwertiger Mensch
- Er nimmt seine Medikamente nicht regelmäßig
- Er trinkt weiterhin Alkohol und stellt seine Lebensführung nicht auf seine Erkrankung ab
- Er aspiriert Erbrochenes beim Anfall
- Eine lebensbedrohliche Häufung von Krampfanfällen (Status epilepticus) tritt auf
- Entzugserscheinungen treten auf
- Ein Alkoholdelirium tritt auf
- Er bekommt Sekundärerkrankungen
- Die chirurgisch versorgte Kopfplatzwunde entzündet sich

Ressourcen

- Herr Köstermann hat einen Freund, der über sein Krankheitsbild informiert ist
- Herr Köstermann ist 56 Jahre alt
- Er bekommt finanzielle Zuwendungen von der Sozialhilfe

Arbeitshinweis:
Vergleichen Sie die obenstehende Auflistung mit Ihren erarbeiteten Punkten.

Beispiele zur Pflegeplanung

Pflegeschwerpunkt: Epilepsie

Probleme / Ressourcen	Pflegeziele	Maßnahmen
1. Herr Köstermann ist krankheitsuneinsichtig	Krankheitseinsichtigkeit	- Herr Köstermann muß lernen, daß für ihn eine medikamentöse Therapie als Anfallsprophylaxe und als Dauermedikation unbedingt notwendig ist - Er soll wissen, daß seine Erkrankung unter guter medikamentöser Einstellung eine gute Prognose erfährt - Er soll sich mit dem Konflikt "jetzige Lebensweise und Einschränkungen durch das Krankheitsbild" auseinandersetzen und seinen eigenen Grenzbereich erfahren - Ihm verdeutlichen, daß die Art und Weise seiner Lebensführung ganz entscheidend von seiner möglichen Lebensqualität abhängig ist (z.B. Entzugsbehandlung)
2. Er hat eine Amnesie	Informationen über Anfallgeschehen	- Der günstige Zeitpunkt für die Informationsgabe ist nach dem Erholungsschlaf und der gründlichen Körperpflege - Der Alkoholspiegel sollte abgeflutet sein - Es wird zunächst bei der Körperpflege überprüft, an was sich Herr Köstermann noch erinnern kann - Herr Wegescheidt wird gebeten, das Anfallsgeschehen zu erzählen - Der Aufnahmebefund und sonstige Informationen, die das Anfallgeschehen beschreiben, werden ihm zur Verfügung gestellt
3. Er erleidet einen weiteren Anfall	Komplikationen verringern	<u>Pflege während eines Anfalls:</u> - Sicherheit gewähren (Patienten vor Verletzungen schützen; Gegenstände wegräumen) - Patienten nicht festhalten, keine Gewalt anwenden - Atemwege freihalten <u>Pflege nach einem Anfall:</u> - Patienten in Ruhe wach werden lassen, nicht auf ihn einreden - Für ausreichende Atmung sorgen, Kopf weich lagern, evtl. Seitenlage - Auf mögliche Verletzungen untersuchen - Den Patienten von Erbrochenem säubern - Wenn er während eines Anfalls eingenäßt oder eingekotet hat, für Körperpflege und frische Kleidung sorgen - Dem Patienten nach dem Anfall einen ausreichend langen Erholungsschlaf ermöglichen (der Erholungsschlaf gehört zum Krankheitsbild) - Regelmäßige Vitalzeichenkontrolle und Überprüfung des Bewußtseinszustandes
Ressourcen - Herr Köstermann hat einen Freund, der über sein Krankheitsbild informiert ist - Herr Köstermann ist 56 Jahre alt		

Arbeitshinweis:
Erweitern Sie die Pflegeplanung durch andere Pflegeprobleme. Benutzen Sie dabei das Formblatt auf der folgenden Seite.

Pflegeplanung

Probleme/Ressourcen	Pflegeziele	Maßnahmen

Pflegebericht

Herr Köstermann ist bereits seit fünf Tagen Patient in der neurologischen Station. Die Bettruhe ist bereits aufgehoben. Es gab keine Anhaltspunkte für eine Commotio cerebri. Sein Allgemeinzustand hat sich enorm gebessert. In den letzten beiden Tagen wirkte er wie ein Patient, der sich um seine Gesundheit Gedanken macht. Er nimmt seine Medikamente regelmäßig ein und hat in der ganzen Zeit des Krankenhausaufenthaltes keinen Alkohol getrunken.

8.30 Uhr

Er bekommt sein Frühstück ins Zimmer gebracht. Als das Frühstück auf den Tisch gestellt wird, sagt er: "Ich bin ein Idiot, daß ich so lebe. Ich mach mich selber kaputt. Ich bin erst 56 Jahre alt und da angekommen, wo ich nie in meinem Leben hinwollte. Wie kann ich das nur ändern?"

Arbeitshinweis:
Bitte erweitern Sie die Pflegeplanung auf dem Formblatt der vorhergehenden Seite um die in dem Pflegebericht aufgeführten Pflegeprobleme.

FALLBEISPIEL 16

Pflege des Patienten Walther Müller

Pflegeschwerpunkt: Apoplex und rechtsseitige Hemiplegie

FALLBEISPIEL

Herr Walther Müller, 65 Jahre alt, wird nach einem akuten Apoplex in das Krankenhaus eingeliefert. In Begleitung seiner Ehefrau wird er liegend auf einer Trage auf die Internistische Aufnahmestation unseres Krankenhauses gefahren. Die rechte Körperseite kann er nicht bewegen.
Als besonders schwierig zeigt sich die Kommunikation mit Herrn Müller, da er wahrscheinlich eine zentral bedingte Sprachstörung hat. Die Informationen bekommen wir von seiner Ehefrau.
Frau Müller berichtet: "Heute Nachmittag waren wir bei Bekannten eingeladen. Wir haben Geburtstag gefeiert. Nach dem Kaffeetrinken haben wir noch gemütlich zusammengesessen. Nein! Und dann dieses. Mein Mann verdrehte plötzlich die Augen und fiel zur Seite auf den Fußboden. Er schlug mit dem Kopf auf die Kacheln und war ganz weg. Bewußtlos. Ich konnte nicht mit ihm sprechen. Wir haben dann sofort im Krankenhaus angerufen, und kurze Zeit später war der Notarzt da. Mein Mann wurde dann wieder wach. Aber er konnte nicht sprechen und seine rechte Seite konnte er auch nicht bewegen. Der Notarzt sagte, daß mein Mann einen Schlaganfall hatte. Dann wurde er ins Krankenhaus transportiert. Jetzt ist er hier."
Weiter charakterisiert Frau Müller ihren Mann als einen sehr lebhaften, offenen und liebenswürdigen Gatten, der bis zu seiner Erkrankung jeden Tag im Garten arbeitete. Er ist sehr unternehmungslustig und bei der Geburtstagsfeier wollten das Ehepaar Müller und ihre Bekannten einen Urlaub in Meran planen. In drei Monaten sollte es losgehen. "Nun hat mein Mann gerade seine Rente durch und dann dieses. Nein, nein, nein!"
Seit zwei Jahren ist bei Herrn Müller ein insulinpflichtiger Diabetes mellitus bekannt.
Herrn Müllers Gesicht wirkt asymmetrisch. Sein Kopf ist zur rechten Seite geneigt und seine Augen schauen zur linken Seite. Das Augenlid und der Mundwinkel hängen herab. Beim Ausatmen bläst er seine Wangentasche auf, und übermäßig viel Speichel fließt aus seinem Mund. Frau Müller ist bemüht, den Speichel mit einem Taschentuch immer wieder abzuwischen. Seine Haut wirkt pergamentartig und scheint stark dehydriert zu sein. Eine alte Kriegsverletzung am linken Arm führt durch narbige Verwachsungen zu einer Bewegungseinschränkung. Schulter und Arm der betroffenen Seite sind zurückgezogen. Das Bein ist gestreckt und nach außen gedreht. Herr Müller hat Stuhl und Urin unter sich gehen lassen.
Herr Müller versucht etwas zu sagen. Mit hilflosem Blick bringt er nur Laute von sich, die keiner verstehen kann. Er scheint verzweifelt zu sein und beginnt zu weinen. Seine Frau hält ihm die Hand und spricht ihm Mut zu. "Walther, es wird alles wieder gut. Du bist hier gut aufgehoben. Du hattest einen Schlaganfall, aber der Arzt sagte vorhin, daß noch alles wieder gut werden kann."

Arbeitshinweise:
1. Bitte füllen Sie das Stammblatt auf der nächsten Seite aus.
2. Erarbeiten Sie anhand der folgenden Punkte das Fallbeispiel:

- *Psychosoziale Situation*
- *Krankenbeobachtung*
- *Spezielle Pflege*
- *Gesundheitserziehung*
- *Welche Informationen fehlen mir?*

Der Analysebogen befindet sich hinter dem Stammblatt.

Stammblatt

Patient: Name:	Diagnose:
Vorname:	
Straße:	Krankenhauserfahrung:
Wohnort:	
Telefon:	
Beruf: Alter:	

Aufnahmegespräch / Aufnahmeinformation:

Aktivitäten des täglichen Lebens "ATL"

wach sein und schlafen	atmen
sich bewegen	sich sicher fühlen und verhalten
sich waschen und kleiden	Raum und Zeit gestalten - arbeiten und spielen
essen und trinken	kommunizieren
ausscheiden	Kind, Frau, Mann sein
Körpertemperatur regulieren	Sinn finden im Werden, Sein Vergehen

Besondere Wünsche:
Besondere Belastungen:

Analysebogen zum Fallbeispiel

Psychosoziale Situation

Krankenbeobachtung

Spezielle Pflege

Gesundheitserziehung

Welche Informationen fehlen mir?

Analyse zum Fallbeispiel

Psychosoziale Situation

- Herr Müller lebt mit seiner Ehefrau zusammen
- Das Ehepaar Müller ist noch sehr aktiv und wollte mit Bekannten einen Urlaub planen
- Bei einer Geburtstagsfeier mit den Bekannten hat Herr Müller seinen Schlaganfall bekommen
- Er ist vor kurzem berentet worden
- Herr Walter Müller ist als Person sehr lebhaft, offen und liebenswürdig (Angaben der Ehefrau). Er hat bis zum Schlaganfall jeden Tag im Garten gearbeitet.
- Seine Ehefrau ist unmittelbare Ansprechperson für Pflegende und Ärzte ..., sie ist sein "Sprachrohr"
- Die Ehefrau kümmert sich sehr intensiv um ihren Ehemann
- Durch das plötzlich auftretende invasive folgenschwere Geschehen ist mit möglichen Verstimmungen (Depressionen) zu rechnen. Sinnfindungsfragen werden aufgeworfen. Der Patient hat das Gefühl, die Grenze seines Lebens zu erfahren.
- Er erlebt eine stark eingeschränkte Kommunikation und fühlt sich dadurch isoliert und hilflos
- Er erlebt die stark eingeschränkte Kommunikation als sehr belastend und beginnt, nachdem er versuchte etwas zu sagen, zu weinen
- Stimmungsschwankungen und eventuelle Wesensveränderungen können die Pflege erschweren.

Krankenbeobachtung

- Herr Walter Müller ist 65 Jahre alt
- Er wird nach einem akuten Apoplex auf einer Trage in die Internistische Aufnahmestation unseres Hauses gefahren
- Er hat eine Hemiparese / -plegie rechts
- Sein Kopf ist zur rechten Seite geneigt und seine Augen schauen zur linken Seite
- Das Augenlid und der Mundwinkel hängen herab
- Beim Ausatmen bläst er seine Wangentasche auf
- Übermäßig viel Speichel fließt aus seinem Mund
- Schulter und Arm der betroffenen Seite sind zurückgezogen
- Das Bein ist gestreckt und nach außen gedreht
- Herr Müller hat Stuhl und Urin unter sich gehen lassen
- Die Kommunikation gestaltet sich durch eine zentrale Sprachstörung sehr schwierig
- Seit zwei Jahren hat er einen insulinpflichtigen Diabetes mellitus
- Seine Haut wirkt pergamentartig und scheint stark dehydriert zu sein
- Eine alte Kriegsverletzung führt durch narbige Verwachsungen am linken Arm zu einer Bewegungseinschränkung

Spezielle Pflege

1. Vorüberlegungen zur speziellen Pflege

- Herr Müller hat einen Apoplex mit rechtsseitiger Hemiplegie und ausgeprägten Sprachstörungen
- Patient und Angehörige werden mit in die Pflege einbezogen, damit das zunächst Fremde alltäglicher wird und die Familie die Möglichkeit bekommt, sich mit der aktuellen Situation des Patienten auseinanderzusetzen
- Sein Zimmer ist entsprechend der Raumgestaltung nach Bobath einzurichten und umzugestalten. Diese Veränderungen sind dem Patienten und seinen Angehörigen im Zusammenhang zu erklären
- Eine Anschlußheilbehandlung wird vorgesehen, und der erfolgreiche Abschluß dieser Maßnahme kann ihm Hoffnung für das weitere Leben geben
- In der Zeit des Krankenhausaufenthaltes soll sich sein Zustand bessern, damit eine Anschlußheilbehandlung erfolgreich wird und für Herrn Müller das maximal Mögliche an Lebensqualität erreicht werden kann
- Herr Müller ist plötzlich invasiv erkrankt. Mit dem Erleiden des Schlaganfalles ist Herr Müller zuerst lebensbedrohlich erkrankt und später mit dem Verlust physischer und psychischer Möglichkeiten konfrontiert. Er wird sich weiterhin mit seiner Situation abfinden müssen
- Seine Selbständigkeit ist sehr stark reduziert, und er ist zunächst von dem Angebot der Institution Krankenhaus abhängig
- Es ist wichtig darauf zu achten, daß Sekundärerkrankungen absolut verhindert werden, die möglicherweise dazu führen, daß die Anschlußheilbehandlung mit Verzögerung angegangen werden kann

- Es ist zu prüfen, ob Herr Müller nach dem Krankenhausaufenthalt in seinem bisherigen Wohnumfeld leben kann oder ob eine Verlegung in einen anderen Bereich, der mehr pflegerische Betreuung ermöglicht, notwendig ist

2. Sich bewegen

- Bevor Herr Müller nach längerer Ruhepause, z.B. morgens früh, eigenständige Bewegungsversuche macht, soll das Pflegepersonal mittels passiver Übungen über die großen Gelenke (Knie-, Hüftgelenk und Ellenbogen und Schultergelenk) und durch "Lösen des Schulterblattes" rechts, die Beweglichkeit fördern und somit den Schmerz reduzieren

Um der sogenannten schmerzhaften Schulter vorzubeugen, ist darauf zu achten:

- Daß niemals unter die Achsel des Patienten gegriffen wird. (Die Schulter ist das "rohe Ei" des Hemiplegikers)
- Daß Herr Müller keinen Bettgalgen am Bett hat (unterstützt assoziierte Reaktionen)
- Daß er keine Bewegungen oberhalb der Schmerzgrenze durchführt (Verstärkung der Spastizität und Kapselüberdehnung)
- Daß er kein Schultertuch benutzt...
- Im Sitzen sollte er nicht versuchen, den betroffenen Arm mit dem nicht betroffenen über den Kopf zu heben, höchstens im Liegen. Der Arm sollte auf dem Tisch abliegen und unterstützt sein
- Der Transfer im Bett nach oben, das Aufstehen oder das Gehen geschieht nur mit Unterstützung über die betroffene Seite und unter Beachtung der Bewegungsabläufe, die den Tonus regulieren
- Er soll seinen Kopf hin und wieder auf die offene betroffene Hand im Sitzen abstützen...

Zur Vermeidung eines Handsyndroms muß beachtet werden:

- Herr Müller sollte viel mit gefalteten Händen sitzen, wobei es gleich ist, ob der betroffene Daumen oder der nicht betroffene Daumen oben liegt. Entscheidend ist das angenehmere Gefühl für ihn. Händefalten verhindert eine steife Hand und fördert die Gelenkbeweglichkeit
- Er darf sich nicht auf seine betroffene Hand aufstützen
- Ausstreichungen und manuelle Lymphdrainage von distal nach proximal sind günstig
- Bewegungsübungen der Finger in alle Richtungen sollen durchgeführt werden
- Während des Sitzens und Liegens darf die betroffene Hand nicht herunterhängen bzw. gestaut werden...

Die betroffene Körperseite

- Die betroffene Körperseite des Patienten muß in sein Bewußtsein integriert werden
- Dadurch, daß die betroffene Seite im Mittelpunkt steht, erfolgt eine Wahrnehmungsschulung und eine Auseinandersetzung des Patienten mit dieser Seite
- Er sollte häufig zur betroffenen Seite hinsehen, das Nachtschränkchen soll dort stehen bzw. Gegenstände, die er häufiger ansehen muß (Uhr) oder möchte (Bild seiner Familie)
- Alle Personen (Besucher/Pflegepersonal) sollen ihn von seiner betroffenen Seite ansprechen und sich auch dort überwiegend aufhalten
- Bei Aufenthalten außerhalb des Bettes sollte Herr Müller oft an einem Tisch sitzen, und die Hände sollten gefaltet auf dem Tisch liegen
- Herr Müller soll sich mit seiner betroffenen Hand beschäftigen, sie berühren, sie massieren, die Hände falten, mit den Armen Kreise ziehen... Hierzu benötigt er Anleitung und Aufforderung
- Bei Aktivitäten, z.B. Essen, Lesen am Tisch, sollte sein betroffener Arm ausgestreckt auf dem Tisch liegen
- Es ist damit zu rechnen, daß Herr Müller schnell ermüdet (vor allem im Sitzen). Die Position in der Beugehaltung muß auf jeden Fall vermieden werden (Verstärkung der Spastizität). Herr Müller muß regelmäßig in seiner Körperhaltung korrigiert werden bzw. ihm sind ausreichende Erholungszeiten einzuräumen
- Beim Gehen wird ihm Unterstützung von der betroffenen Seite aus gegeben, (niemals von der nicht betroffenen!), wobei die Pflegekraft seitlich hinter Herrn Müller steht und ihn an beiden Hüften stützt
- Bevor Herr Müller das Gehen erlernt, muß er angstfrei stehen können und im Stehen in der Lage sein, einfache Gleichgewichtsübungen zu wagen
- Es werden mit ihm Fazialisübungen durchgeführt, z.B. den Mund spitzen mit geschlossenen Lippen, den Mund spitzen mit geöffneten Lippen, Zähne zeigen
- Um den im Krankenhaus erreichten Zustand weiter aufrecht zu halten, werden während einer möglichen Überbrückungszeit zur Anschlußheilbehandlung krankengymnastische Übungen wie im Krankenhaus durchgeführt
- Sämtliche Unterstützungen bei Lagerungen sind nach dem Bobath-Prinzip durchzuführen
- Sämtliche Medikamente, die der Tonusregulation dienen sollen (z.B. Muskelrelaxantien), wirken sich insgesamt negativ auf die Bewegungsabläufe aus. Hier ist allen Bewegungsübungen den Vorrang zu geben

3. Kommunikation

- Trotz der stark gestörten Kommunikationsmöglichkeit offen sein für Reaktionen, sowie für Signale, die Ressourcen anzeigen
- Wichtig ist, Herrn Müller nicht das Wort aus dem Munde zu nehmen, sondern ihm ausreichend Zeit zu lassen, seine Sätze zu formulieren
- Herrn Müller Mut machen und ihn auf kleine Fortschritte aufmerksam machen, um ihn damit zu motivieren, an seinem Genesungsprozeß mitzuwirken
- Ihn weiterhin als Individuum und eigenständiger Mensch begegnen, auch wenn er sich nicht durch Sprache verständigen kann
- Es wird nach Möglichkeiten gesucht, damit Herr Müller möglichst viel kommunizieren kann, z.B. ihm Alternativfragen stellen, auf die er mit "Ja" oder "Nein" antworten kann, oder eine Schreibmöglichkeit zur Verfügung stellen, auf die er mit seiner linken Hand versuchen kann seine Wünsche zu schreiben
- Während der Kommunikation sollte stets Blickkontakt zu dem Patienten gehalten werden
- Nie in Gegenwart des Patienten über ihn sprechen, sondern immer versuchen Herrn Müller in das Gespräch mit einzubeziehen
- Eine regelmäßige Therapie durch einen Logopäden wird veranlaßt
- Herrn Müller sollte das Angebot gemacht werden, Musik hören zu können, die ihm angenehm ist
- Es ist behutsam zu prüfen, ob Herr Müller wieder lesen und schreiben möchte und kann
- Er soll so häufig als möglich Besuch von Angehörigen und Freunden bekommen, die Informationen zu seiner Kommunikationsstörung erhalten haben
- Der Kontakt zu den Angehörigen und Besuchern soll absolut gefördert werden, um einen möglichen Rückzug zu verhindern

4. Orientierung

Bei Herrn Müller ist mit einer möglichen "Neglect-Symptomatik" zu rechnen. Das heißt, er vernachlässigt alles, was seine betroffene Seite angeht

Beispiele:

- Er schaut nur zur linken Seite
- Er kann sich nur über die linke Seite orientieren
- Er ißt den Teller nur auf der linken Seite leer
- Er vergißt seinen rechten Arm, der in den Speichen des Rollstuhles hängt
- Er weiß nicht mehr, daß die Bettklingel an der rechten Seite hängt...

- Bei allen Pflegemaßnahmen wird der Patient von der betroffenen Seite angesprochen, so daß er seine betroffene Seite akzeptieren lernt bzw. nicht vergißt
- Zur Integration und Beachtung seiner betroffenen Seite werden alle Gegenstände, Nachtschrank, Stuhl für Besucher, Mitpatienten ... an die betroffene Seite plaziert
- Häufiger wird Herrn Müller zur Orientierung das Datum und die Uhrzeit mitgeteilt
- An die betroffene Seite wird eine Uhr und ein Kalender gestellt und Herrn Müller der Hinweis gegeben, daß er dort die Tagesdaten erfahren kann
- Herrn Müllers Sehkraft wird überprüft, indem er gefragt wird, ob er die Uhrzeit und das Datum sehen kann
- Es muß darauf geachtet werden, daß die Zeiger der Uhr und die Zahlen auf dem Kalender angemessen groß und in Blickrichtung aufgestellt sind
- Ihm werden die Zeiten mitgeteilt, an denen Aktivitäten geplant sind, so daß er sich rechtzeitig darauf einstellen kann
- Ihm werden Hilfen zur Strukturierung des Tages angeboten und nach seinem Einverständnis ausgeführt
- Ein ausgesprochener Tag- und Nachtrhythmus sind einzuhalten

5. Waschen und Kleiden

- Herr Müller wird soweit mobilisiert, daß er mit Unterstützung am Waschbecken gewaschen werden kann
- Der Weg zum Waschbecken sollte je nach Befindlichkeit im Gehen zurückgelegt werden, jedoch sollte ein Rollstuhl immer in greifbarer Nähe stehen
- Falls sein Allgemeinzustand es nicht zuläßt, kann er auch mit dem Rollstuhl zum Waschbecken gefahren oder aber auch im Bett gewaschen werden
- Dabei ist unbedingt darauf zu achten, daß seine Ressourcen ausgeschöpft werden
- Herrn Müllers linker Arm ist durch eine Kriegsverletzung in der Bewegung beeinträchtigt, und seine rechte Seite ist betroffen, so daß er mit der linken Hand für ihn erreichbare Körperstellen möglicherweise nicht selbständig waschen kann
- Die Bewegungsmöglichkeit der linken Körperseite wird in Erfahrung gebracht und eingeschätzt, inwieweit Herr Müller sich selbständig versorgen kann. Dabei muß die betroffene Körperseite mit einbezogen werden

- Wenn Herr Müller am Waschbecken sitzt, ist er auf seine Körperhaltung hin zu beobachten, und gegebenenfalls sind Korrekturen vorzunehmen
- Für ihn nicht erreichbare Körperstellen werden vom Pflegepersonal gewaschen
- Nach der Waschung des Körpers kann die Haut mit einer Pflegelotion eingecremt werden, damit seine Haut nicht austrocknet
- Mund-, Augen- und Ohrenpflege werden, soweit es geht, vom Patienten übernommen, ebenso die Rasur des Gesichtes. Alle dazu notwendigen Hilfsmittel werden ihm zur Verfügung gestellt
- Bezüglich der selbständigen Durchführung der Körperpflege und des An- und Auskleidens bedarf Herr Müller, bedingt durch eine mögliche Neglect-Symptomatik, (z.B. nur die nicht betroffene Gesichtsseite wird rasiert ...), der Hilfe und behutsamer Korrektur

Auf mögliche Apraxien (nicht tun können) und auf mögliche Dyspraxien (gestörtes Tun) ist zu achten und verständnisvoll einzugehen. Hierbei ist zwischen zwei Formen zu unterscheiden:
  - Ideomotorische Apraxie = Bewegungen können nach Aufforderung nicht ausgeführt werden (dies kann auch die nicht betroffene Seite betreffen) und spontan gelingen sie
  - Ideatorische Apraxie = Handlungen (z.B. mit Gegenständen) können spontan nicht durchgeführt werden, können aber nach Aufforderung teilweise gelingen
- Mit diesem Wissen kann es sinnvoll sein, die Hand (z.B. beim Waschen) von Herrn Müller zu führen oder ihm zu erklären, wo der rechte bzw. der linke Ärmel seiner Jacke ist
- Wenn Herr Müller seine Kleidung allein anlegen kann, ist darauf zu achten, ob Möbel oder andere Ursachen die Selbständigkeit nicht behindern

6. Essen und trinken

- Seine bisherigen Ernährungsgewohnheiten sollten aufgenommen, bzw. weiter fortgesetzt werden
- Bei der Nahrungszubereitung ist darauf zu achten, daß sie vollwertig ist, ausreichend Vitamine und Spurenelemente beinhaltet und daß sie ballaststoffreich ist
- Einem Hemiplegiker sollte das Essen nicht eingegeben werden. Er hat in aller Regel Ressourcen (nichtbetroffener Arm), um weitestgehend selbständig die Nahrung zu sich zu nehmen
- Durch die Fazialisparese können die Nahrungsaufnahme und das Kauen der Nahrung erschwert sein
- Außerdem werden möglicherweise Nahrungsreste im Mund auf der betroffenen Seite nicht wahrgenommen. Bedingt durch einen Hypo- Hypertonus der Zunge, des Gaumensegels und der Kehlkopfmuskulatur ist das Schlucken eingeschränkt oder unmöglich und die Sensibilität herauf- oder herabgesetzt. Dadurch werden unzerkaute Bissen geschluckt bzw. es wird endlos gekaut. Die Reaktion - es ist nichts gegessen - darf nicht fehlinterpretiert werden
- Eine möglichst aufrechte Sitzhaltung ist für ein angenehmes Essen von ausschlaggebender Bedeutung. Bei der Gesamtsitzhaltung ist auf die korrekte Stellung der Füße unter dem Tisch zu achten (Knie in 90° Stellung und Fußsohlen auf dem Boden)
- Eine passierte Kost ist meist nicht sinnvoll und verhindert nur ein nötiges Kauen, bzw. die "notwendige Beschäftigung" mit der Nahrung. Außerdem ist der optische Wert meist miserabel!!!
- Wichtig ist, daß das Essen ins Gesichtsfeld von Herrn Müller gestellt wird. Unter Umständen ist der Teller zu drehen, wenn nur eine Seite leergegessen ist
- Bevor Herr Müller zu essen beginnt, ist darauf zu achten, ob er genügend Speichel im Mund hat. Gegebenenfalls ist ein Stimulus durch Getränke oder das Kauen von Apfelstückchen, in saurem Saft getränkte Brotrinde... zu setzen
- Hat Herr Müller eine Zahnprothese, so kann diese infolge der veränderten Muskulatur evtl. nicht mehr richtig sitzen. Eine Konsultation beim Zahnarzt oder die Benutzung von Haftcreme/Haftplättchen ist dann angezeigt
- Es ist darauf zu achten, daß Herr Müller ausreichend Nahrung und Flüssigkeit zu sich nimmt, die aufgenommene Menge ist zu protokollieren
- Bei der Nahrungs- und Flüssigkeitsaufnahme sollte Herr Müller weitestgehend selbständig sein. Es ist geeignetes Besteck für ihn auszusuchen, und er erfährt zunächst Anleitung beim Essen
- Eine rutschfeste Unterlage kann der Selbständigkeit dienen
- Bei Tätigkeiten, die der Feinmotorik bedürfen, ist der Patient zu unterstützen (z.B. das Öffnen von einmalverpackten Lebensmitteln)
- Herr Müller bekommt nach Bedarf in einem geeigneten Trinkgefäß (zunächst einen Schnabelbecher) Flüssigkeit (Tee, Wasser, Obstsaft oder was er gerne trinkt) zur Verfügung gestellt
- Das Trinkgefäß muß auf der betroffenen Seite stehen, und Herr Müller wird mehrfach am Tag zum trinken angehalten
- Herr Müller soll so früh wie möglich seine Speisen wieder mit seinen Mitpatienten im Speisesaal einnehmen
- Es muß damit gerechnet werden, daß Herr Müller sich schämt und für ihn das Essen somit zur Qual wird. Auf mögliche Unglücksfälle sollte verständnisvoll reagiert werden. Eine korrekte Kleidung und eine sichere und angenehme Sitzposition bewirken hier oft viel. Mit Tischnachbarn sollte evtl. gesprochen werden

- Es ist bei Übergewicht darauf zu achten, daß Herr Müller sein Körpergewicht reduziert, damit eine Rehabilitation leichter möglich wird
- Die parenterale Ernährung und Flüssigkeitsgabe erfolgt nach ärztlicher Verordnung
- Die enterale Ernährung über eine Magen- oder Duodenalsonde ist bei schwersten Schluckstörungen indiziert

7. Stuhl- und Urinausscheidung

Urin

- Mit dem Blasentraining wird sofort begonnen, wenn möglich wird ein Blasendauerkatheter vermieden
- Der individuelle Rhythmus der Blasenentleerung muß eingehalten werden, und es ist eine zeitliche Planung aufzustellen und zu protokollieren
- Zu den festgesetzten Zeiten wird Herr Müller in seinem Zimmer aufgesucht und gefragt, ob er Harndrang habe
- Es wird überprüft, ob sich Herr Müller mittels Patientenruf melden kann, wenn er einen Harndrang verspürt
- Hilfsmittel zur Ableitung bzw. zum Auffangen des Urins werden Herrn Müller evtl. vorgestellt. Es wird mit ihm entschieden, welches System zur Anwendung kommt
- Eine Flüssigkeitsbilanzierung ist durchzuführen
- Wichtig ist, daß Herr Müller die gesamte Urinmenge entleeren kann, damit eine Harnwegsinfektion vermieden wird

Stuhl

- Ein Darmtraining durch Ernährung mit ballaststoffreicher Kost (z.B. Weizenkleie, oder Auswahl der Ernährung grundsätzlich) wird durchgeführt
- Bei Bedarf und nach ärztlicher Anordnung erhält Herr Müller Abführmittel, ein Klistier oder einen Einlauf

8. Sinn finden im Werden, Sein, Vergehen

- Herrn Müller ist zu erklären, daß seine depressive Verstimmung durch den Schlaganfall und somit auch organisch bedingt ist
- Diese Veränderung der Grundstimmung kann sich nach einiger Zeit wieder bessern
- Eine zeitweilige medikamentöse Therapie kann hier Unterstützung bieten
- Auf die weinerlichen Ausbrüche und depressiven Verstimmungen des Patienten ist verständnisvoll einzugehen. Hier wären Kritik, Tadel und Korrekturen nur fehl am Platz
- Herrn Müller ist zu erklären, daß er durch die Anschlußheilbehandlung weitere Möglichkeiten in bezug auf Genesung erleben wird

9. Sicherheit

- Die Bettklingel ist Herrn Müller stets an die nicht betroffene Körperseite zu geben. Mit der Bettklingel keine Therapie betreiben
- Wenn eine Braunüle eingelegt ist, ist ein täglicher Wechsel des Braunülenpflasters notwendig. Die Einstichstelle muß auf Entzündungszeichen hin beobachtet werden
- Bei enteraler Ernährung über die Nährsonde ist regelmäßig die Lage der Sonde zu überprüfen, eine gewebeschonende Fixierung anzubringen, und die Ernährung wird einschleichend per Ernährungspumpe begonnen (Ein Ernährungsschema ist zu erstellen, von einer Bolusgabe ist abzusehen)

Vermeidung von Sekundärerkrankungen

a) Herr Müller ist nach verschiedenen möglichen Sensibilitätsstörungen zu befragen, z.B.:
   - Paraesthesien (Kribbeln, Mißempfindungen)
   - Oberflächensensibilitätsstörungen auf Druck und Berührung
   - Schmerzempfindungen (herauf- oder herabgesetzt)
   - Tiefensensibilitätsstörungen (Lage- u. Bewegungsempfinden)
   - Wahrnehmungsstörungen...
   - Entsprechend sind Schutzmaßnahmen zu planen

b) Dekubitusprophylaxe
   - Gründliche Reinigung der Haut mit Wasser und Seife
   - Haut gründlich abtrocknen und massieren
   - Haut eincremen, damit sie nicht austrocknet und geschmeidig bleibt
   - Bei längerem Liegen im Bett 30 Grad-Lagerung im stündlichen Wechsel unter Berücksichtigung der Lagetechniken nach Bobath
   - So wenig wie möglich Lagerungshilfsmittel benutzen
   - Beim Sitzen am Tisch oder im Rollstuhl möglicherweise ein Gelkissen als Sitzunterlage benutzen

c) Harnwegsinfektion vermeiden
- Mit dem Blasentraining soll rasch begonnen werden, wenn möglich ohne Dauerkatheter z.B. durch Klopftraining
- Rhythmus der Blasenentleerung muß eingehalten werden (zeitliche Planung)
- Darauf achten, daß die gesamte in der Harnblase vorhandene Urinmenge entleert werden kann
- Ausreichend Flüssigkeit zum Trinken anbieten
- Flüssigkeitsbilanz durchführen

d) Kontrakturenprophylaxe
- Sämtliche krankengymnastische Übungen sind darauf ausgerichtet
- Bei Lagerungen im Bett ist darauf zu achten, daß es sich immer um eine aktivierende Lage handelt
- Die Gelenke der betroffenen Seite werden mit Unterstützung des Patienten regelmäßig passiv bewegt

e) Pneumonieprophylaxe
- Atemübungen mittels Giebelrohr zur Vergrößerung des Totraumes
- Herrn Müller regelmäßig zum tiefen Durchatmen und zum Abhusten der gelösten Sekrete auffordern
- Inhalationen mittels Ultraschallvernebler durchführen und medikamentös durch Bronchosekretolytika unterstützen (Arztverordnung)

f) Behandlung des Diabetes mellitus
- Bestimmung des Blut- und Urinzuckers (BZ-Tagesprofil)
- Flüssigkeitssubstitution
- Aufgrund der ermittelten Blutzuckerwerte eine angepaßte Diät (Arztverordnung)
- Insulingabe nach ärztlicher Verordnung
- Darauf achten, daß die Nahrungszufuhr auch in den berechneten Mengen erfolgt

g) Rehabilitation:
- Kontakt zu einem Sozialarbeiter aufnehmen, der einen Platz in einer Rehabilitationsklinik oder Anschlußheilbehandlung vermitteln kann, damit Herr Müller ein Leben in seiner Umgebung mit möglichst wenigen Einschränkungen führen kann

Gesundheitserziehung

- Oberstes Ziel ist es, daß der Patient seine betroffene Seite akzeptieren lernt und mit in sein Bewegungsmuster einbezieht
- Der Patient muß nach Anweisung stufenweise sein Selbsthilfetraining aufnehmen, konsequent aufbauen und fortsetzen
- Hilfe abwägen und gezielt einsetzen, das Umfeld darf keine versorgende Pflege übernehmen, nicht alle Tätigkeiten dem Patienten abnehmen; ansonsten Gefahr des Rückzugs des Patienten. - Die richtige Gestaltung (Einrichtung) der Umgebung (alles über die betroffene Seite tun) muß auch im häuslichen Bereich Anwendung bzw. Berücksichtigung finden.
- Kontakt zu Selbsthilfegruppen vermitteln, damit Herr Müller Informationen über die Anschlußheilbehandlung bekommt
- Krankengymnastische Übungen und Sprachtraining durch einen Logopäden werden bis zum Beginn der Anschlußheilbehandlung durchgeführt
- Hinweise zu weiterbehandelnden Ärzten, Logopäden und Krankengymnasten sollen vor der Entlassung dem Patienten gegeben werden.
- Sekundärerkrankungen wie Dekubitus, Pneumonie, Harnwegsinfektion und Kontrakturen sind durch gezielte prophylaktische Maßnahmen zu vermeiden
- Mögliche positive Risikofaktoren sind weiterhin durch diszipliniertes Verhalten zu vermeiden um die Begünstigung eines Rezidivs zu verringern.

Arbeitshinweise:
1. Vergleichen Sie Ihre Ausarbeitungen mit den hier angebotenen.
2. Überprüfen Sie die obenstehende Analyse hinsichtlich folgender Struktur:
- *Offensichtliche Probleme*
- *Mögliche Probleme*
- *Ressourcen*

Benutzen Sie drei verschiedenfarbige Textmarker, und tragen Sie die Pflegeprobleme unter der jeweiligen Kategorie in das angefügte Formblatt ein.

Analysebogen zu Pflegeproblemen / Ressourcen

Offensichtliche Pflegeprobleme

Mögliche Pflegeprobleme

Ressourcen

Sammlung der Pflegeprobleme / Ressourcen

Offensichtliche Pflegeprobleme

- Bewegungseinschränkung der rechten Körperseite durch einen Apoplex
- Urin- und Stuhlinkontinenz
- Sprachstörungen im Sinne einer Aphasie
- Depressive Grundstimmung mit weinerlicher Tendenz
- Plötzliche Veränderung seines Gesundheitszustandes mit erheblicher Einschränkung seines Aktionsradius
- Reduzierung der Selbständigkeit
- Gestörte Kommunikation (zentral bedingte Sprachstörung)
- Er ist dehydriert
- Seine Haut ist trocken und pergamentartig
- Bewegungseinschränkung links (narbige Verwachsungen am linken Arm)
- Durch Bewegungseinschränkungen links und rechts Einschränkung der Grundbedürfnisse:
  - sich waschen und kleiden
  - essen und trinken
  - ausscheiden
  - Sich sicher fühlen und verhalten
  - Raum und Zeit gestalten - arbeiten und spielen
- Zufuhr von ausreichend Nährstoffen (Diabetesdiät)
- Abhängigkeit
- Akzeptanz der betroffenen Seite

Mögliche Pflegeprobleme

- Herr Müller entwickelt eine schmerzhafte Schulter
- Er bekommt ein Handsyndrom
- Seine Apraxie verstärkt sich
- Er toleriert die Lagerung nicht
- Seine Depression verstärkt sich
- Er möchte die Anschlußheilbehandlung nicht antreten
- Die Anschlußheilbehandlung kann aufgrund aufgetretener Sekundärerkrankungen nicht im vorgesehenen Zeitraum stattfinden
- Herr Müller kann sich nicht mitteilen
- Herrn Müllers Sehkraft ist stark eingeschränkt
- Der Patient schläft sehr viel tagsüber, und des Nachts liegt er wach
- Er ist nicht motiviert, an seiner Genesung mitzuarbeiten
- Er möchte immer im Bett gewaschen und auch sonst umfassend versorgt werden
- Herr Müller trinkt sehr wenig und ist dehydriert
- Er leidet an einer Obstipation
- Das Blasentraining und die Hilfsmittel zum Auffangen des Urins lehnt er ab
- Herrn Müllers betroffene Seite ist ihm nicht bewußt
- Er bekommt einen Dekubitus, eine Harnwegsinfektion, Kontrakturen und/oder eine Pneumonie
- Er kann nicht mehr im Garten arbeiten
- Verstimmungen, Depressionen durch plötzliches Geschehen und organischen Veränderungen
- Er wirft Sinnfindungsfragen auf (Grenzsituation seines Lebens)
- Herr Müller kann die Zeit nicht strukturieren (Lebens- und Tagesplanung)
- Seine geistige Regsamkeit ist eingeschränkt
- Hyper- Hypoglykämie
- Veränderung seines Bewußtseinszustandes
- Flüssigkeitszufuhr durch Infusion / Magensonde
- Nährstoffzufuhr durch Infusion / Magensonde
- Seine Familie kann die veränderte Situation nicht akzeptieren
- Gestaltung der häuslichen Umgebung nach dem Krankenhausaufenthalt
- Er bekommt Sekundärerkrankungen wie Dekubitus, Pneumonie, Kontrakturen, Blasen- und Darmstörungen
- Einschränkung der Intimsphäre

Ressourcen

- Seine Charaktereigenschaften werden von seiner Ehefrau als lebhaft, offen und liebenswürdig beschrieben
- Das Bewegungsmuster der linken Körperseite (Kriegsverletzung) ist ihm bekannt
- Er war vor dem Apoplex in gutem gesundheitlichen Zustand
- Herr Müller hat eine Ehefrau, die mit in die Pflege einbezogen werden kann
- Er hat seinen Garten

Arbeitshinweis:
Vergleichen Sie die obenstehende Auflistung mit Ihren erarbeiteten Punkten.

Beispiele zur Pflegeplanung

Pflegeschwerpunkt: Apoplex und rechtsseitige Hemiplegie

Probleme / Ressourcen	Pflegeziele	Maßnahmen
1. Ignoriert seine rechte Körperseite	Rechte Körperseite akzeptieren	- Die betroffene Körperseite des Patienten muß in sein Bewußtsein integriert werden - Dadurch, daß die betroffene Seite im Mittelpunkt steht, erfolgt eine Wahrnehmungsschulung und eine Auseinandersetzung des Patienten mit dieser Seite - Er sollte häufig zur betroffenen Seite hinsehen, das Nachtschränkchen soll dort stehen bzw. Gegenstände, die er häufiger ansehen muß (Uhr) oder möchte (Bild seiner Familie) - Alle Personen (Besucher/Pflegepersonal) sollen ihn von seiner betroffenen Seite ansprechen und sich auch dort überwiegend aufhalten - Bei Aufenthalten außerhalb des Bettes sollte Herr Müller oft an einem Tisch sitzen, und die Hände liegen gefaltet auf dem Tisch - Herr Müller soll sich mit seiner betroffenen Hand beschäftigen, sie berühren, sie massieren, die Hände falten, mit den Armen Kreise ziehen... Hierzu benötigt er Anleitung und Aufforderung Bei Aktivitäten, z.B. Essen, Lesen am Tisch, sollte sein betroffener Arm ausgestreckt auf dem Tisch liegen Es ist damit zu rechnen, daß Herr Müller schnell ermüdet (vor allem im Sitzen). Die Position in der Beugehaltung muß auf jeden Fall vermieden werden (Verstärkung der Spastizität). Herr Müller muß regelmäßig in seiner Körperhaltung korrigiert werden bzw. ihm sind ausreichende Erholungszeiten einzuräumen
2. Sprachstörungen im Sinne einer Aphasie	Förderung der Kommunikation	- Herrn Müller und Angehörige mit der Symboltafel vertraut machen - Pflegepersonal und Angehörige anhalten, Alternativfragen zu stellen, so daß der Patient die Möglichkeit hat mit JA oder NEIN zu antworten (Kopfbewegung / Handbewegung links)

Probleme / Ressourcen	Pflegeziele	Maßnahmen
		- Auf Mimik und Gestik verstärkt achten, um nonverbale Kommunikationsanteile zu erkennen - Herrn Müller die Klingelverlängerung in die linke Hand geben und an der Bettdecke befestigen - Das Com-Center informieren, daß Herr Müller in Zimmer ... nicht sprechen kann - Im Beisein des Patienten nie über ihn sprechen - Patienten nur direkt ansprechen - Herrn Müller ermöglichen, mit links schreiben zu können (wenn auch nur Wörter) - Bei Verständigungsschwierigkeiten Herrn Müller die an ihn gestellten Fragen kurz und prägnant niederschreiben und ihm zeigen - Ihn beruhigen und ihm erklären, daß die Kommunikationsfähigkeit sich verbessern wird - Eine regelmäßige Therapie durch eine Logopädin wird veranlaßt
3. Urininkontinenz **Ressourcen** - Charaktereigenschaften: offen, lebhaft, liebenswürdig - Ehefrau, die mit in die Pflege einbezogen werden kann - Er kennt das Bewegungsmuster der linken Körperseite	Wiedererlangung der Kontinenz	- Mit dem Blasentraining wird sofort begonnen, wenn möglich wird ein Blasendauerkatheter vermieden - Der individuelle Rhythmus der Blasenentleerung muß eingehalten werden, und es ist eine zeitliche Planung aufzustellen und zu protokollieren - Zu den festgesetzten Zeiten wird Herr Müller in seinem Zimmer aufgesucht und gefragt, ob er Harndrang habe - Es wird überprüft, ob sich Herr Müller mittels Patientenruf melden kann, wenn er einen Harndrang verspürt - Hilfsmittel zur Ableitung bzw. zum Auffangen des Urins werden Herrn Müller evtl. vorgestellt. Es wird mit ihm entschieden, welches System zur Anwendung kommt - Eine Flüssigkeitsbilanzierung ist durchzuführen - Wichtig ist, daß Herr Müller die gesamte Urinmenge entleeren kann, damit eine Harnwegsinfektion vermieden wird

Arbeitshinweis:
Erweitern Sie die Pflegeplanung durch andere Pflegeprobleme. Benutzen Sie dabei das Formblatt auf der folgenden Seite.

Pflegeplanung

Probleme/Ressourcen	**Pflegeziele**	**Maßnahmen**

Pflegebericht

6.30 Uhr

Bei der Vorbereitung zur morgendlichen Körperpflege war Herr Müller eingekotet und eingenäßt. Der Stuhl war flüssig und schon am Oberschenkel angetrocknet. Vermutlich hat der Patient schon längere Zeit in seinen Ausscheidungen gelegen.

Durch sein Verhalten (Mimik, Gestik) signalisierte er seine Peinlichkeit. Er schüttelte den Kopf, als würde er am liebsten sagen: "NEIN! NEIN! NEIN!"

Die Klingelverlängerung hatte er in seiner linken Hand.

Als Sie Herrn Müller auf die linke Seite drehten, wurde eine ca. fünfmarkstücksgroße Rötung am Steiß sichtbar. Während der Pflegeverrichtung (Dauer ca. 15 Minuten) ging die Rötung nicht zurück.

Arbeitshinweis:
Bitte erweitern Sie die Pflegeplanung auf dem Formblatt der vorhergehenden Seite um die in dem Pflegebericht aufgeführten Pflegeprobleme.

Verzeichnis der Selbsthilfegruppen

Allergiker- und Asthmatikerbund e.V.
Hindenburgstr. 110
41061 Mönchengladbach
Tel. 0261/10207

Deutsche Allergie und Asthmahilfe e.V.
Bundesgeschäftsstelle
Dorotheenstr. 174
22299 Hamburg
Tel. 040/4604947

Bundesverband für spastisch Gelähmte und andere Körperbehinderte e.V.
Kölner Landstr. 375
40589 Düsseldorf
Tel. 0211/750068/69

Dachverband Psychosozialer Hilfsvereinigungen e.V.
Thomas-Mann-Str. 49a
53111 Bonn
Tel. 0228/632646

Deutsche Morbus Crohn / Colitis ulcerosa Vereinigung e.V.
Schwabstr. 68
72074 Tübingen
Tel. 07071/21351

Deutsche Multiple Sklerose Gesellschaft, Bundesverband e.V.
Rosental 5
80331 München
Tel. 089/2608058

Deutsche Sektion der Internationalen Liga gegen Epilepsie e.V.
Landstr. 1
77694 Kehl-Kork
Tel. 07851/3144

Deutscher Diabetiker-Bund e.V.
Bahnhofstr. 74/76
45879 Gelsenkirchen
Tel. 0209/15088-89

Interessenverband der Dialysepatienten und
Nierentransplantierten Deutschland e.V.
Am Röttgen 48
41468 Neuss
Tel. 02101/30735

Mitgliedsverbände der Bundesarbeitsgemeinschaft Hilfe für Behinderte
Kirchfeldstr. 149
40215 Düsseldorf
Tel. 0211/310060

Deutsche Arbeitsgemeinschaft Selbsthilfegruppen e.V. (DAGSHG)
Friedrichstr.28
35392 Gießen

Nationale Kontakt- und Informationsstelle zur Anregung und
Unterstützung von Selbsthilfegruppen (NAKOS)
Albrecht-Achilles-Str. 65
10709 Berlin

Kontaktadressen der Selbsthilfegruppen und -verbände
Malteser Telefon
Malteser Hilfsdienst
Tel. 0221/341011